U0262220

成功する歯科医院経営88の法則

口腔诊所
经营88法则

[日] 西尾秀俊 著

柳小花 译

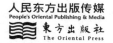

人民东方出版传媒
People's Oriental Publishing & Media

东方出版社
The Oriental Press

目录

第 2 章　Communication（交流）

第 3 章　Management（员工&机构管理）

第4章　Philosophy（哲学＆理念）

第 5 章　Love &Thanks (爱与感恩之心)

前言

我对现在的口腔医疗行业有一些感触。

就是"口腔诊所能够让更多的人获得幸福，但是患者却不愿意来诊所，非常可惜"。

那么，为什么没有更多的人来口腔诊所呢？

因为口腔诊所成了很多人"不想去的地方"。

为什么不想去呢？

因为很多人认为"口腔诊所只是进行治疗的地方"。并且，医生自己也营造了"患者不愿去"的氛围。

医生们掌握着精湛的技术，却没有将其具体地渗透到大家的思想中去，所以没人来。而且，诊所之间还在相互争夺着那些丝毫不愿意来的少数患者。

这是为什么呢？

因为没有"告诉"大家。不被大家知晓的好东西，没有任何意义。

"那家口腔诊所在进行怎样的治疗、实施什么样的手术？""那种治疗、手术能给患者带来怎样的幸福？"

实际上，如果将这些信息告知大家的话，口腔诊所肯定会门庭若市，人们也必定能够幸福。患者们能够幸福，口腔医生们也能够幸福。

人会聚集到"自己觉得幸福的地方"。这在口腔医疗行业也不例外。

牙齿健康，人会变美。口腔健康、牙齿美丽有利于增加自信，提高与他人的交流能力，能够更加健康、愉悦地生活。也就是说，能够提高人们的 QOL（生活质量）。

与其争夺那些不情愿来诊所的患者，不如想办法增加那些愿意主动来诊所的人。

为此，口腔诊所必须告诉人们"口腔诊所是非常美好的地方"，这样人们才会有所反应。那么，怎样把一些信息恰当地传递给大家呢？

本书将告诉你答案。

人离世之后，能够带到另一个世界的只有"满足感"，其他的什么都带不去。满足是什么？是生前的"愉悦他人"，是让更多的人，哪怕是多一个人意识到自己的存在。这对人来说，才是最大的幸福。

在这件事上金钱毫无用处。既然如此，为什么金钱又是必需的呢？因为金钱增加了更多让人高兴的"手段和方法"，能够带给更多的人欢乐与幸福。除此之外，金钱没有任何作用。

而且，金钱会自然地流动到那些"能够将金钱有效应用于社会"的人的手中。

本书想传达给读者的不只是"这样的医生成功了""如何才能成功"这些简单的信息。

我想告诉大家的是"怎样将医生、工作人员美好的一面传达给人们"。

口腔医疗行业还有巨大的可能性深眠于看不见的地下。

本书若能指引各位挖掘这些可能性，我将不胜荣幸。

西尾秀俊

第 1 章
Impression

（印象 & 形象创造）

成功的口腔诊所注重
"印象＆形象创造"

1 善于形象创造

善于形象创造的口腔诊所，在吸引患者方面比较成功。

患者首先注意到的是口腔诊所的形象，即第一印象。也就是说，口腔诊所的形象会左右它的患者数量。

很多人认为"口腔诊所的好坏是由'手术水平的高低'决定的"，因此只想请技术水平最高的医生，用最先进的设备，尽量在保险报销范围内治病。

可是，哪家的口腔医疗水平最高，哪家拥有并能熟练操作最先进的设备？大家都不知道。

所以，人们会通过"印象"进行推测。

也有的医生认为"只要提高手术的技术水平，患者自然会来"。

然而，一味地认为"患者一定会来"是不明智的。在信息传播上不下力气的口腔诊所与拼命努力让患者了解的口腔诊所相比，最终的结果必定是后者的患者数量会增多，因为后者将自己的优势信息传达给了人们，给更多的人留下了好印象。

2　大力清扫门口

如果口腔诊所的门口脏乱不堪、尘土飞扬、杂乱无章的话，患者的数量是不会增加的。即使某一时期增加过，也不会持久。

门口浓缩着口腔诊所的一切（理念、员工教育、爱意、真挚）。口腔诊所门口周边若脏乱不堪、尘土飞扬、杂乱无章的话，会给人一种"诊所拒绝接收患者"的感觉。

此外，必须用消毒箱或酒精等对拖鞋进行杀菌处理，并告知患者"已消毒"。

当然，口腔诊所以外的其他医疗机构也是一样，拖鞋的堆积放置现象越严重，医疗机构就越有可能走下坡路。

3　在候诊室安装大型壁挂电视

　　大部分患者数量多的口腔诊所都在候诊室中安装了"40 英寸（1 英寸 = 2.54 厘米）以上的遥控电视"，而不是显像管电视。

　　安装大尺寸的遥控电视不仅有面子，给人的印象也比装有陈旧款式电视的口腔诊所好很多。患者会觉得，在这里能够接受最好的治疗。

　　实际上，大尺寸的遥控电视还隐藏着巨大的功能。电视是动的，是出声音的，而动的且出声音的物体能够带给人们"繁华""热闹""放心"的感觉。

气球之所以经常出现在各种活动当中，不仅仅是因为气球能够将活动入口装饰得绚丽多彩，更是因为气球随风飘动的视觉效果能够增添"繁华""热闹""放心"的效果，从而让更多的人产生"进去看看吧"的冲动。

颜色、动作和声音能够彰显出空间的繁华。这同样适用于口腔诊所的开业典礼。

4　在候诊室摆设应季的装饰

如果口腔诊所在候诊室中摆设"应季的装饰"，成功的概率会很高。

患者的数量与"受招待"的感觉程度成正比，患者能够敏锐地察觉到诊所"招待"患者的诚意有多大。

人被"爱意满满地招待"时，心情会很愉悦，能够产生"幸福的感觉"，并极有可能会把"招待程度高"联想为"能够受到最好的治疗"。

比起过度谦逊，"细致用心"更重要。

在候诊室中摆设"应季的装饰"，会让患者觉得这家口腔诊所"非常细致用心""非常重视患者"。进而联想到他们也一定会"竭尽全力为我提供最好的口腔治疗"。

5　不在候诊室放置院长读过的杂志

　　口腔诊所不是为院长，而是为患者存在的。（拥有权限与责任且能高效运作口腔诊所的人称为院长）

　　如果患者感到"这家诊所是为患者而设立的""这家诊所能够带给自己幸福，是最合适、最好的诊所"，就会经常光顾这家诊所，不会再冒险去尝试其他诊所。

　　此外，患者还会口头传播给亲人，与亲人分享好处。患者感受到的幸福感越强，越会传播给更多的人，其力量

（说服力）也会越强。

也就是说，来口腔诊所就诊的患者会获取诸如"什么样的人比较多""他们是以怎样的心理状态、在什么样的状况下来诊所的"这些信息。院长若能为患者着想，认真考虑"什么样的候诊室最合适，最有效"的话，患者蜂拥而至的概率会很高。

同样，医生如果能够认真思考候诊室的情况，肯定不会在候诊室中放置自己读过的高尔夫球杂志或者汽车杂志、周刊杂志等书刊。

单纯做手术不是"治疗"。只有将候诊室的氛围与医生、员工创造出的气氛、印象等完美融合，才能形成真正意义上的"治疗"。

6　不张贴破损、褪色的传单或通知

　　有的诊所候诊室中张贴着早已褪色、破损的海报，摆放着破旧不堪的书籍。可以说，没有患者会觉得"这样的诊所能够为我提供最先进、最好的治疗"。

　　破损、褪色的传单或通知不仅会破坏候诊室的气氛，还会给患者留下"口腔医疗技术应该也很落后，是不是没有学习新的治疗方法呢"这样的印象。

　　在口腔治疗中，患者无法将医生的手术水平或者技术能力与其他口腔诊所做比较。所以，他们会从医生、员工的工作态度、氛围、诊所的内部状态等方面来判断诊所的好坏。也就是说，除了干净整洁以外，诊所的印象、品味也非常重要。

7　厕所干净

厕所能够展现出口腔诊所的一切。

"院长的想法""品位""诊断治疗的观点""对待患者的观点""员工的技能""员工的教育状况""目前患者的动态""经营状况""经营方面的未来发展"等都会反映在厕所状况当中。

（1）绝大多数患者数量多的口腔诊所会每天清扫厕所。

（2）厕所脏的口腔诊所，诊所内部也很脏。

（3）厕所杂乱的口腔诊所，医生头脑混乱的可能性很大。

（4）扫除用的薄布等物品堆积在厕所中，这样的口腔诊所会被认为"手术也没有水平"。

（5）将芳香剂直接放置在厕所的口腔诊所不会吸引太多注重审美的患者。

（6）院长亲自清扫厕所的口腔诊所，大多效益非常好。

（7）配备日式厕所的口腔诊所，很有可能会降低新患者的增长率。

（8）配备温水冲洗坐便器的口腔诊所，患者数量会节节升高。

要想成为成功的口腔诊所，请首先从保持厕所干净开始。

8　注意气味

使用 FC（甲醛甲酚液）的口腔诊所，有一股特别的臭味。

有的口腔工作人员已经习惯，并不怎么在意。但是，一般人会觉得"啊，是口腔医生的臭味"。

闻到 FC 的臭味时，很多人会产生这样的联想：

"口腔医生的臭味"——"那种声音""那种痛"——"害怕""厌恶"——"忍受""想逃避"。

口腔医疗用药的独特臭味会让患者从心理上想远离口腔诊所。

嗅觉与大脑机能直接相关。

例如，闻到花香时，情绪会安定；闻到喜欢的食物味道时，肚子会饿。鼻子吸入的香气会使人的大脑或者身体产生条件反射。

也就是说，"好的气味"是非常重要的心理要素，能够使人在某个地方觉得舒服、愉悦。

芳香疗法可以消除压力，让人放松。口腔诊所必须重视"芳香的有效性"。

9　注重细节

候诊室的氛围、员工的应对、诊疗室内的状况、治疗的说明等等，这一切"细节"都能彰显神韵。甚至可以说"神韵只存在于细节当中"。

不注重细节的口腔诊所是不可能成功的，细节决定一切。

无论手术水平（本行）有多高，只有当候诊室的氛围、员工的应对、诊疗室内的状况、治疗的说明等一切细节完全做到位之后，才能成为一流的口腔诊所。

只有手术水平高，其他所有细节都不行的口腔诊所就像断线的电话一样，无论发出多大的声音（实施多高水平的治疗），也只是自我满足而已，无法传达给对方。

院长注重细节的口腔诊所既美观，又善于倾听患者的声音。

要想得到对方的理解，将信息传达给对方，注重细节绝对是必要条件。

10　制作口腔诊所独创的海报

有的诊所几乎没有做过独创海报。其实，这一招对吸引患者非常有效。

因为：

（1）它明确了口腔诊所比较擅长的领域及诊所的方针。

（2）人在犹豫不决时会选择特征比较明了的。

（3）特征明了之后，信息的口头传播会比较容易进行，知道的人数也会增多，能够加大口头传播的信息量和深度。也就是说，信息更易于传播。

（4）通过制作海报，诊所能够将自身理念传递给员工，从而实现思想统一。

■ "口腔诊所海报" 的制作方法

（1）明确未来的方向。

（2）向患者及全体员工表明诊所的愿景。

（3）注重设计与构图（重点是传达的方法，而不是传达的内容）。

（4）听取员工的意见。

（5）根据诊所变化及时更改海报。

请务必尝试一下！它的效果会令人大吃一惊。

11　制作口腔诊所独创的DVD

几乎没有口腔诊所做过"介绍口腔诊所的 DVD"。实际上这一招对吸引患者也非常有效。

其原因有以下六个方面：

（1）它能够明确这家诊所"擅长什么，持有怎样的方针""配有怎样的设备，能够进行何种治疗""拥有怎样的医生，医生具有何种工作经历，进行过怎样的治疗，医生的理念是什么"。

（2）将明确化的内容渗透给患者后，可以提高患者的认可度和满意度，增加口头信息扩散的能量。

（3）在候诊室中播放 DVD 不仅能够传播医生、员工的信息，还能够缩短医患之间的距离，增强患者对医生以及员工们的话语信赖感，提高认可度和满意度，进而使口头信息扩散的能量增大。

（4）在主页上播放 DVD，既能传递医生、员工们的信息，也能吸引观看者的兴趣，提高他们对诊所的理解程度。并且，如果使浏览者对主页中记载事项的信赖感增强的话，他们来诊所就诊的意愿就会增强，最终还会出现通过网络途径了解诊所的新患者人数增多的现象。

（5）在主页中配有视频的话，SEO 对策（使用检索引擎检索时，想办法使网站地址出现在检索结果的前面位置）可以发挥压倒性优势。

（6）通过制作 DVD，员工能够深入了解口腔诊所的

理念以及设备的存在意义，实现思想统一。

■ "介绍口腔诊所的 DVD" 的制作方法

（1）明确口腔诊所的理念。

（2）介绍与此理念相匹配的设备。

（3）介绍使用该设备的治疗方法。

（4）进行员工介绍以及责任介绍。

（5）加入相关患者的感想（真实的声音）。

（6）加入院长的问候以及观点。

（7）决定好负责人后，发动员工一起制作。

请尝试一下这种不可思议的方式！口腔诊所的内外将会发生意想不到的变化。

12 口腔医生出版书籍

有口腔医生自己执笔出版书籍的口腔诊所，成功的概率会比较高。

口腔诊所之外的医疗机构也一样。在患者看来，"医生出版书籍"意味着"这里的医生经验丰富、工作成果多"。

很多人认为出版书籍意味着拥有明确的经营理念、经营哲学，并想将此告知世人。

也就是说，出版书籍能够显著提高患者对医生、诊所的信赖度。

而且，如同DVD一样，在书中介绍诊所的各种优势，能够向患者详细地展示诊所的魅力。

请尽量将完成的书放到候诊室、接待处等患者能够看到的地方，这很重要。此外，在主页显眼的位置上也要发布书籍的相关信息，这可以极大地增加新患者的人数。

这是因为，对不知道该去哪家口腔诊所的患者来说，医生出版书籍的诊所与未出版书籍的诊所相比，他们选择前者的可能性要大很多。

想让人们了解口腔诊所，出版书籍是一种非常有效的方法。

13　讲故事

假设某家口腔诊所的患者目标是"富裕阶层的自费患者，且每人的口腔治疗费用是 300 万日元"，那么这家口腔诊所要努力讲一个符合这一结果的"故事"。

讲故事是什么意思呢？

就是这家诊所努力的方向是什么，最终的目标是什么，为了达成这一目标拥有什么样的设备，能够进行怎样的治疗。要将这样的故事（形象）通俗易懂地依次介绍给患者。

　　具体来说，要具备负压完善的无菌手术室、各种激光（碳酸、半导体、钕、铒、水激光）治疗仪、气体灭菌器、高压灭菌器、显微镜、CI 等最先进的口腔诊疗设备。

　　此外，还要具备一流的空间、一流的待遇、可以说服患者的信息说明传播工具等。要将这些信息形成脉络——相连，构成故事。

　　只有讲出这样的故事，才能让富裕阶层的患者认为"300 万日元也很便宜"。实际上，缺乏与收益相符的故事的口腔诊所，往往会出现患者数量减少、收益减少的现象。

　　成功的口腔诊所，都很重视讲"自己的故事"。

14 在口腔医疗设备投资上下大力气

　　成功的口腔诊所会在资金许可范围内，在设备投资、系统投资上下大力气。

　　要引进能够提高口腔医疗质量以及治疗效率的先进口腔医疗器械，或者能够提高患者满意度和认同度的口腔医疗说明工具。尽最大能力进行设备投资的口腔诊所能不断提升诊所效率，提高口腔医疗的质量以及患者对诊所的印象，从而提升患者的满意度和认同度。

患者的满意度和认同度提升，会使患者的固定率、口头信息扩散的范围以及收益呈现螺旋式上升的态势。

与不怎么下力气的诊所相比，在设备投资上下大力气的口腔诊所在新的患者数量以及收益方面都存在着明显优势。

15　最新设备的引进率高

据统计，引进最新的器械、新颖的口腔医疗器械能够对吸引患者产生极大效果。

例如，可以将设备器械的信息加入到开业时分发的开业通知传单上并注明"什么样的器械在何时使用"。看到信息的人会认为"之前没有使用过这种方法，可能比之前去的口腔诊所要好，能给自己提供最先进的口腔治疗"。

并且，当患者实地来到口腔诊所就诊时，可以告诉他们"我家使用的是电动注射器，所以不痛哦"等信息，让患者切身感受到"这家口腔诊所使用的果然是最先进的设备，好棒啊"。

也就是说，患者在口腔治疗领域完全是外行，总会用自己的主观判断摸索着去评价诊所。

如今，口腔医疗器械多种多样，新的机种、新的器械层出不穷。不能说所有这些器械都是必需的。但是，拥有先进的口腔医疗器械极有可能使患者联想到（形成印象）"最新的口腔治疗与最好的口腔治疗"。

16　将诊所开在临街一楼

从信息战略上来说，口腔诊所开在一楼最有利。

临街一楼的位置具有极大的优势。路人自不必说，坐在车里的人也"能够直接接收到那家口腔诊所发出的信息"。

可以在门口放置展板、黑板。在玻璃面上粘贴贴纸也能吸引眼球。而且，透明的玻璃面可以使候诊室、诊疗室处于可视状态。照明、墙面的装饰也能够制造氛围、展示品味。

　　可以说通过这些措施，口腔诊所所扩散的信息量会比空中商铺多很多，涉及面更广，优势更大。

　　当然，只要提高有效运用网络战略的比重和资金，空中商铺也不是绝对不行的。但是，未这样做的空中口腔诊所，其不利之处会比 10 年之前高出很多。

17 争做地区规模最大的口腔诊所

某一地区规模最大的医疗机构既能产生带给人们安全感的强大威力，又能给人们留下"在这个地区的诊所当中应该是最厉害的"这种印象。

与其他行业相比，医疗机构更重视硬件要素（建筑物或者设备）。

地区中最大的医疗机构能够让人们联想到"这家诊所应该拥有这个地区最好的设备""应该具有各种各样的器

械、设备""医生、员工的数量应该也很充足"，而这种心理效应会吸引更多的患者。

　　因此，地区规模最大的口腔诊所极有可能成为地区最好的口腔诊所。

18　将口腔诊所开设在竞争激烈的区域

"有没有比较好的地方？"

"有没有口腔诊所数量少，经营成功率高的地区（诊所开设地点）？"

这些都是计划开办诊所的口腔医生经常提出的问题。

问题本身很好，但是这些问题背后隐藏的想法是"我要寻找不战自胜的位置，占据不需要努力，患者就会主动来的地方"。口腔医生若怀有这种想法的话，即使诊所开办起来了，成功的概率也会很低。

日本已经没有了"不战自胜的位置""不需要努力，患者就会主动来的地方"。

将来开办口腔诊所的最好地区是"口腔诊所竞争激烈的区域"。

所谓口腔诊所竞争激烈的区域，是指"已经存在大量绝对患者"的地方。若能对竞争激烈区域内所有口腔诊所的特征、倾向（也包括其他流行的行业）进行彻底的调查、分析、掌握，并据此构建出高效的口腔诊所的话，将有可能包揽这一区域的患者。

首先，要制作口腔诊所的主页，主页中要明确设备与医疗体系，展示与其他诊所相比的极大优势。其次，要比该区域的所有口腔诊所推迟一个小时下班。这最后的一个小时极有可能包揽该区域的患者。

若能在该区域中拥有独一无二的优势，哪怕是一点，只要深入人心，就有可能包揽该地区的患者。

19　引入24小时预约体系

将来，成功的口腔诊所必须拥有"24 小时预约体系"。

为什么呢?

因为从今往后的社会，符合一般人生活方式的有效预约时间是 19 点—24 点。

实际上，美容院、美发店中预约最多的时间段也是 19 点—24 点。可以说引入"24 小时预约体系"的口腔诊所比未引入的诊所，在 19 点—24 点的预约上占有绝对优势。

　　当今时代，患者反复来口腔诊所就诊的比率还是比较高的。所以有相当多的院长没有意识到 24 小时预约体系的重要性。但是将来，包括口腔行业在内的所有行业都将不断变化，引入 24 小时预约体系的口腔诊所，其优势会更加明显。将来，提供这样的服务对提高口腔诊所的形象将越发重要。

第2章
Communication

（交流）

成功的口腔诊所注重
"交流"

20　善于倾听

　　人将思考的事情用语言表达出来，如果对方能听明白，自己就会很满意。对方认真地听我们说话，会让我们觉得对方理解了我们。人对"听自己说话的人""理解自己的人"是很有好感的，下次会想认真地听他说。

　　不听我们说话的人，我们也不会想听他说话，无论他的话有多正确。

　　要想提高患者的满意度，比起"说什么样的话，怎样说"，更重要的是"如何认真地听患者说话，怎样听"。首先是"听"，然后是"说"，这非常重要。

交流的秘诀在于"听"。人们常认为善于说话的人也善于交流，但事实并非如此。如何能让对方开口说话，这一点更为重要。

如果不认真听对方说话，即使我们自己拼尽全力地说，对方也只能是一知半解。努力让患者开口说话，能够让我们了解他在思考什么，拥有何种价值观，想怎么做，什么时候会感到幸福。在此基础上进行交流或者对自费情况进行说明的话，必然会提高患者的认同度和满意度。如此一来，"好的口碑"会广泛传播，患者的数量增加，自费比率上升，收益也会增加。

首先要"听"。提出各种各样的问题，然后听。通过眼神交流，认真听。收益只不过是患者认同度、满意度的数值化结果。

　　此外，成功的口腔诊所院长不会在意意见是谁说的，而会在意"说了什么"，并会满怀敬意地接纳（即使对方是小孩）好的意见。与此相反，失败的口腔诊所院长在意的往往是"谁说的"。绝大多数人会积极接纳那些认同自己的人的意见，而不会接纳那些不认同自己的人的意见。

21 善于让别人说话

善于让别人说话的人，是善于赞扬、善于提问的人。

人被赞扬时会情绪高涨，会感觉"被认可了，别人心怀好意"。人若被他人、被社会认可的话，会感到幸福。

也就是说，要想让对方说话，必须"表扬"并"给予认同"。

"善于问"是指善于提问。"我想了解您。""您是做什么的？""休息的时候做什么？""啊，非常辛苦的工作啊！""您擅长打高尔夫球吗？"等等。通过不断地询问，不断地赞扬，对方会不断地说出自己的信息。

不断指出对方的优点，会让相处变得更加亲密，加深对对方"是什么样的人""有什么样的想法""在意什么""想成为什么样子""现在怎么样"等信息的了解。思想越一致，成交率就越高。

总之，要想让别人说话，关键是要善于赞扬、善于提问。

22　提问能力强

在交流过程中，"提问能力"非常重要。

患者拥有什么样的价值观？在思考什么？希望什么？困惑什么？

不了解这些的话，是无法提高患者的满意度，感动患者的。

要想扩大口头信息传播，增加推荐者，必须提高满意度。而要想提高满意度，就必须问出每位患者目前处于何种状况，怀有怎样的想法，有着怎样的烦恼等问题。

　　在这里有一点非常重要，那就是要让患者意识到"对方在问我"，让他感觉到"啊，那个人想了解我"。

　　提问、倾听对方的同时，让患者意识到对方在问自己。这种提问能力是非常重要的技能。

23 懂得赞扬的力量

这是一个非常重要而且非常深奥的问题。

人自诞生之日起，唯一被决定且无论如何都逃避不了的事情就是"死亡"。那么，面对无法改变的死亡，人该如何生活下去呢？

生的意义在于"如何让别人意识到自己的存在"。无论什么事情，只要得到了别人的赞扬自己就会觉得被别人认可了。所以谁都想被承认，尽力获取"生的证据"。

也就是说，人对赞扬自己的人会持有好感，有亲切感，会想让他在身边，想维持这种关系。

在一个完全没有欺凌的学校里有一位老师，我听说那位老师一直在坚持称赞孩子们。

这些孩子每天都在被赞扬，他们经常赞扬朋友，已经形成了寻找对方优点的习惯，所以不会发生欺凌。这样说来，我最近每天都兴高采烈，看周围的人都很可爱，也是因为自己形成了寻找大家优点的习惯吧。

能够赞扬别人的人，无论遇到多大的困难，都会用深深的爱来战胜它，让自己成为能够向别人献出深深的爱的人。

只要拥有"发现别人的优点"这种强大的赞扬力量，人世间的一切欺凌与歧视都能够被消灭。

成功的口腔诊所会让赞扬的话语萦绕耳边。

被人赞扬是人生喜悦的一切。赞扬别人也是人生的一切。赞扬这种行为拥有超强的潜在力量。

"好漂亮的项链啊！""刷得真干净！""长大了啊！""眼影真漂亮！""社团活动加油哦！""恭喜您找到工作，真厉害！"等等。如果向自己推荐的人是赞扬自己的人、认同自己或者常为自己设身处地考虑的人，人往往难以置之不理。最终，会提高自费就医的成功签约率。

而且，由于"想让他在身边，想维持这种关系"，即使有些许的不满、不同意，人也能够给予原谅与理解。

24　尝试了解对方

了解对方的话，对方会靠近自己，只想让对方了解自己的人，只会得到对方的疏远。

口腔诊所的经营也是一样。只有了解患者，患者才会感到"医生理解我，可以放心地交给医生治疗了"，患者的满意度提高了，其他人也会慕名而来。

如果只顾说自己的话题，只谈自己想做的手术，会让患者疏远我们。即使你拼尽全力地解释患者也听不进去。特别是在诊疗台上，医生的话只有 10% 左右传达给了患者。

人会听取听自己说话的人的意见，因为人都是想让别人理解自己的生物。想结交朋友，不是要跟对方说什么，而是要听对方说话。

如果只听患者的主诉，口腔诊所很难成功吸引大批的患者。要让患者说出自身的情况（工作、兴趣、家人，高兴的事情，悲伤的事情，等等），只有让他们觉得"这位医生了解我"，他们才不会离开这里。

25 患者不同，对策不同

在以前非常受欢迎的电视节目《铁人料理》中，有一位非常有名的中华料理厨师——陈健一先生。他在节目中做菜时，能够通过评委们的对话来推测评委的爱好，巧妙地变换味道，满足评委每个人的口味要求。

也就是说，要"提高制造幸福的精确率"。

每个人的价值观、要求、经历都不同，所以通过提供"符合个人的幸福形态"，可以提高幸福感的感知程度。

口腔医疗也是一样。医疗提供的是从疾病（不幸状态）回归到健康状态的"幸福"。

由于每个人的价值观、要求、经历都不同，所以通过提供符合个人的治疗方针说明或者手术，能够提高患者认同感、满足感的感知程度。

通过提供符合个人价值观、要求、经历的"治疗方针说明"以及"义齿说明"，能够极大地提高自费就诊成交率。

26　不是迎合患者，而是让患者认同

有 100 个患者，对口腔诊所就有 100 种要求。

"想在最短的时间内治好。"

"想搭配又漂亮、又洁白的牙齿。"

"想尽量少花钱。"

"花钱没关系，但要有咬合力。"

"想让了解我情况（职业、兴趣、想法）的医生治疗。"

"想让值得尊敬的口腔医生治疗。"

"想在教授口腔知识的地方治疗。"

"想就近治疗。"

院方要能够准确地掌握这些要求，可以询问患者，也可以自我领悟。

那么，只要是患者的要求，即使临床效果不好也要全盘接受吗？

当然不是。虽然掌握各种要求很重要，但是囫囵吞枣地全盘接受是迎合，是无法完成口腔诊所本应有的使命（本愿）的。

经常会看到一些口腔经营书，上面写着"满足患者的要求最重要"。但从根本上说，"如何满足"才是最重要的。不要迎合患者，我们要做的是向患者解释，取得患者的认同。而为了让患者认同，诊所必须理解"有 100 个患者，对诊所就有 100 种要求"，创造出 100 种让患者"认同"的条件。

　　比如，患者百分之百信赖医生的话，不用解释他也会认同。要想获得患者的认同，必须提供符合每位患者要求的信息。即使口腔医疗处理是正确的，只要牙齿的所有者（患者）不认同，就不会被认为是正确的治疗，无论接受了多高水平的治疗，患者也会感到不满。

　　在提高患者认同度的时候，迎合是水平最低的"简单方法"。

　　不要完全按照患者最初的意向进行治疗，要在充分汲取患者意向，参照患者意志的基础上，考虑口腔医疗的各种因素，提出综合性的最为平衡的方案。因此而认同，改变最初的意向，这才是患者更深层次的认同。最终，深刻的认同会转化为对口腔医生的尊敬。

27　让患者感觉"这位医生像我的亲人一样"

有许多方法能够让患者感觉"这位医生像我的亲人一样"。

（1）说话方式

努力对患者进行简明、详尽的说明。

体贴的说话方式。

直率而充满爱心的说话方式等。

（2）倾听方式

说话时附和"嗯、嗯"的语气，认真地听。

问各种问题。

工作的事情、孩子的事情等要赞同患者的观点，点明"是这样的"。

（3）气氛

候诊室要充满"招待"的气氛，可以用沙发、芳香物品以及花朵来装饰，要想尽办法让患者感觉到放松、舒适。此外，换掉医生、员工的工作装白大褂，穿着"马球衫"也是制造气氛的一种方法。

（4）设备

引进各种设备，为患者提供更好的治疗以及更高水平的治疗。

（5）系统

不让患者等待，站在患者的立场上创新研究，引入诸如易于理解的诊治说明工具、药物说明工具、图像管理说明工具、自动预约系统等有效系统。

（6）魅力展现方式

利用患者或者行人能够看到、能够读到的物品，诸如诊所内部的告示牌、门口的通知、黑板、候诊室的视频、诊治说明图示板等，发布各种各样的信息。

（7）广告

经常通过"主页""地方报纸""广告"等途径让更多的人知道、了解口腔事宜、口腔护理事宜、启蒙活动、诊所的特征、口腔医生的观点等大量信息，并努力获得认可。

总而言之，能够让患者认为"这位医生像我的亲人一样"的医生是非常厉害的。

28　掌握咨询服务的基本知识

成功的口腔诊所掌握着咨询服务的基本知识。

咨询服务的基本知识包括：

（1）笑脸；

（2）如同交谈自己的事情一样；

（3）看着对方的眼睛，认真地讲真心话；

（4）把患者当成家人；

（5）站在对方的立场上思考，以简单易懂的方式传达给对方；

（6）发现患者背后隐藏的真实动机（外在的表现与潜

在的意识未必一致）。

这些咨询服务的基本知识看似理所当然，但很少有口

腔诊所能够真正地掌握它。

29　认识到初次咨询的重要性

　　成功的口腔诊所中有很多诊所认识到了"初次咨询"的重要性。

　　为什么呢？

　　首先，在初次咨询时，要尽量掌握患者的价值观、要求和希望，之后的交流要以完全满足他的价值观、要求和希望为切入点进行说明。这样，医生才能给患者留下一个好印象，让患者觉得"医生在听我说话，他想了解我"。

遗憾的是，只有极少数的口腔诊所医生意识到了这一点。

而且，依据在初次咨询中对患者的价值观、要求和希望的掌握，能使交流（时间最短、效率最高的交流）朝着正确的方向不断深入。

反之，若未能掌握患者的价值观、要求和希望，即便进行了交谈，双方也无法达成一致。浅层的交谈不仅浪费时间，产生的误解还有可能影响之后的交流，甚至成为交流的阻碍。

进行高效交流能够在最短的时间内：

（1）提高满意度；

（2）加深亲密性；

（3）增强放心感。

其最终的结果是：

（1）离开率减少；

（2）口头信息传播扩大；

（3）推荐者增多；

（4）投诉减少；

（5）自费就诊率提高；

（6）患者数量增加；

（7）收益增加。

30 "手术质量"和"信息战略"双管齐下

提高手术质量与让患者正确了解手术信息，这两者如同大炮的炮弹和炮台一样。无论缺少哪个，大炮的炮弹都无法射击到远处，也无法消灭目标。也就是说，效果会变得相当差。由此看来，双方都维持在高水平位置上非常重要。

即便能为患者实施高水平的手术，如果医疗机构不能让患者正确认识到这一点的话，患者是不会接受的。即便

接受了，如果没有正确认识的话，患者也不会对手术怀有
感激之情。

　　就如同点心一样。无论制作的点心有多美味，如果不
知道有这种点心存在的话谁都不会买，即便知道了，如果
没有获得与点心相关的正确信息的话，顾客也不会产生购
买的欲望。

　　无论大炮的炮弹有多先进，炮台不好的话，射程不会
远。炮弹的质量不好的话，即使射到了远方也没有破坏力。

　　提高炮弹的精度（技术），提升炮台的性能（信息战
略）。只有两者兼备，炮弹才能射到远方，才能让更多的
人了解到正确的信息，挖掘口腔诊所的潜力。

31 借助于"防御本能"和"欲望"

靠患者自费就诊获得良好收益的口腔诊所在提到金钱这一话题时，患者的认同度很高。

一提到金钱，患者可能会乌云满面，这是很正常的。

人为了维持生命会具有"防御本能"，会具有生存的"欲望"。为了满足这种防御本能和欲望，金钱是必需的。

一提到金钱，大家会摆好架势提防："这个人是不是在抢夺维持我生命，满足我欲望的工具（金钱）？"（可能是满足欲望的量被减少了，也可能是维持生命的关键被减少了。）

　　若是有钱人，金额多少不是大问题，他们不会惧怕诊所提出金钱的话题。诊所只要为对方着想，充满爱意地堂堂正正地说明即可。这时，如何让对方听进去非常重要，我们一起想办法获得患者的理解吧。

　　那么，怎么办好呢？只要满足对方的"防御本能"和"欲望"即可。

　　要让患者们形成印象。比如维持生命的防御本能"如果没有牙齿的话，将来会变成这个样子哦，您不愿意吧？所以，我们现在这样做"，以及能够满足人生存的欲望"这儿这样做的话会很漂亮，会显得健康、充满活力，能够提升您的魅力"。

　　印象形成之后会转化成欲望。很多口腔诊所缺乏"形成印象、转化成欲望"的因子，在不知不觉中屏蔽了很多自费患者。

如果能转化成"欲望",支付的费用就变成了"自己幸福的代价",患者会给予认同,乐意付费。这样,患者的"防御本能"和"欲望"就得到了满足。

说明、形成印象、转化成欲望。这一点非常重要!

32　如同对父母解释一样

要提高自费的签约率有一个很简单的交流技巧。

那就是如同对自己的父母解释一样。如果能将面前的患者当作自己的亲生父母，交流时的说话方式、谈话内容都会发生变化。

交流时，不仅仅要把患者当作自己的父母，还要把患者想象成别人绝对无法替代的父母。

提高自费签约率的关键不是直接劝说患者进行自费手

术，也不要有意识地劝患者去签订自费合约。

重要的是要有意识地站在患者的角度，像对待自己的父母一样思考，告诉对方，让对方明白这个自费项目有什么好处。

这样做的话，自费的成功签约率自然会升高。

33　明白人会为幸福感埋单

要让患者具体了解到自费手术之后产生的"每位患者的幸福"。只有当认识到这件事"具有很高的现实价值"时，他们才会为此埋单。

人会为了购物、接受服务、使用医疗系统而付费。

金钱作为货币，既能够转化为包括食物在内的生活必需品，也能够转化为娱乐活动。要想在当今社会中生存下去，金钱是必需的。因此，金钱是生命，也是快乐。

也就是说，人会为了物品、服务、制度等支付金钱，这是维持生命、回避痛苦、实现快乐的恰当行为，认清这一点很重要。

接下来要说一件最重要的事情。

决定人支付金钱的不是物品、服务、制度，而是获得物品、服务、制度时感觉到的"人自身的幸福感"。

那么，如何提高人们感觉到的幸福感呢？它与物品、服务的销售类似。

营业人员之所以销售业绩差，口腔诊所之所以自费签约率无法提升，是因为他们只针对物品、服务、制度本身进行了解释说明，使得人们在获得物品、服务、制度时感受不到具体的幸福感。也就是说，不能让患者决定为幸福感的载体埋单。

因此，提高自费签约率的关键是想办法让患者感受到接受自费手术之时的幸福感。

34　比起长度，更重视次数

　　交流的深度与口腔诊所吸引患者的能力成正比。拥有超凡能力的医生，只与患者交流一次，就能交流得非常深刻。

　　当然，也有让口腔诊所拥有超凡能力的方法，就是增加与患者会面的次数。与患者接触的次数越多，交流就会越深入。如果能够进行 100 次交谈的话，关系基本上会亲密起来。比起一次交谈 60 分钟，倒不如交谈 6 次，每次

10 分钟，这样会使交流更深入。

在这里，有一点很重要，那就是要进行"一对一的交流"。

不是以"口腔诊所对患者"，而是以"院长对患者""保健员对患者""接待人员对患者"的形式进行交流。也就是说，交流时要报出自己的姓名并称呼对方的名字。

此外，直接打电话联系老患者也非常有效，也会得到相应的回应。打电话时，我推荐做如下交流：

"×× 先生，您好。我是 ×× 口腔诊所的 ××。"

（此时，报出自己的姓名，并称呼对方的名字，这一点非常重要。）

"最近，您的口腔状况如何？"

"治疗过的地方有好转吗？"

"无论有什么问题，都请告诉我啊！"

　　积极保持联络是加深交流的关键，可以采取诸如信件、邮件等不让对方有精神压力的方式。这与谈恋爱是一样的道理。

35 展现良好的人品

对患者来说，做什么样的治疗很重要，什么样的人做也很重要。

也就是说，是否能让更多的患者感受到"我所在的口腔诊所的医生是最好的，医生在设身处地地为我着想"，将关系到口腔诊所的兴亡。

患者会考虑："如果我把自己的生命托付给这位口腔医生，他会为我做怎样的治疗？真的会为我做最好的治疗吗？"

但是，患者无法正确地判断口腔医生的水平。因此，患者会从口腔医生的人品去推测。

"那儿的口腔诊所的医生很好"等口头好评的传播就是这个原因。

拉面店店长的人品不怎么会被大家评论，因为消费者能够正确判断出商品——拉面味道的好坏。

■能够推测出"口腔医生人品"的关键项有：

（1）说话的方式；

（2）说话的内容；

（3）对待员工的方式；

（4）诊所的内部状况；

（5）展板等的品位；

（6）服装；

（7）笑容；

等等。

尽量积极地展现出你的人品魅力吧！

36 掌握"怨言法则"

无论哪家口腔诊所都会有投诉。

是将怨言简单地理解成怨言，还是理解成相反的一面，这是成功与失败的分界点。

怨言法则中有个"1：6"的说法：商品本身导致的怨言与人为因素导致的怨言比例是 1：6。

也就是说，大部分怨言是因与人的接触方式、交流出现偏差而引起的。

这样想的话，改变与人的接触方式能够减少怨言的产生，进一步来说，人与人的交流方法可以解决大部分矛盾。

充实交流内容，既能够抑制怨言的产生，简化矛盾解决的方法，还能够缩短处理投诉的时间。

37　持有多种自费就诊的说明工具

成功的口腔诊所持有多种"治疗说明工具"以及"说明流程模板"。

按照患者的性别、年龄、职业、环境区分使用，能够显著提高自费治疗率。

根据对方的年龄、性格、类型、兴趣爱好来选择接触方式是良好交流的基础。在服务行业、销售工作中，这也是非常重要的技巧。

在口腔诊所中，与患者的交流也是如此。要仔细了解、掌握患者是什么样的人并提出最适合患者的方案，这一点非常重要。

自费治疗中，有相当一部分需要是作为潜在需要存在的。

因此，如果将自费治疗的相关方法、顺序以及治疗后的结果等准确信息向患者或者有治疗意向的患者进行说明、提高患者认同度的话，很有可能会发掘出更多的自费治疗患者。

38　通过推荐提高货品销售额

　　为提高接待处周边的货品收益，口腔保健员可以根据每位患者的状态、症状，向患者推荐家庭护理用的"口腔护理用品"处方，这非常有效。

　　对于"您会购买口腔诊所向您推荐的口腔护理用品吗？"这一问题，有数据显示 49% 的人的回答是"买"。

　　日本全国的口腔护理用品（牙刷、牙膏、牙线、牙间刷等等）的市场份额是 1039 亿日元。其中，口腔诊所内的售货总额约为 60 亿日元，实际上只占总体的 5.7%。

有 49% 的人回答"会购买诊所推荐的口腔护理用品"，也就是说，用大约 509 亿日元的意向购买总额减去大约 60 亿日元后，剩余的大约 450 亿日元都流向了药店等一般市场。

由于没有进行口腔护理用品推荐而造成了市场份额的流失，这是非常可惜的。

口腔保健员根据每位患者的状态、症状向他们推荐家庭护理用的口腔护理用品处方，不仅有助于销售口腔护理用品，增加收益，还能驱动患者定期就诊。而且，还能够增加交流的次数和深度，并由此实现人际关系密切化，提高启蒙、信息传达的概率。

第 3 章
Management

（员工＆机构管理）

成功的口腔诊所注重
"员工&机构管理"

39　员工面试时的标准不同

　　在"员工录用面试时的标准"问题上，成功的口腔诊所与其他诊所的做法不同。运作良好的口腔诊所，沉浸在如同音质优良的管弦乐演奏状态中。

　　在指挥者——院长的带领之下，管乐器、弦乐器、打击乐器只有完美地协作平衡才能演奏出优美的和声。

　　为使口腔诊所演奏出更美的和声，院长在面试员工时必须考虑到管弦乐整体的平衡，认真考虑："把什么样的乐器交给他好呢？""哪个位置最好呢？"之后才能录用。

如果单凭医生的个人爱好录用员工的话，诊所不可能运营良好。

比如说医生喜欢长笛。如果演奏者都演奏长笛的话，不仅会降低管弦乐的水平，演奏者之间还有可能因出现纠纷而纷纷离职。

面试、录用员工时，不应该站在"医生想和谁工作"的立场上。医生作为管弦乐的指挥者，要为演奏出优美的和声而思考对什么特点的演奏者进行怎样的分配，否则很难将自己的诊所经营成为一流诊所。

40 员工朝气蓬勃、笑容满面地工作

　　员工如果能以这份工作为豪，感到工作有价值，生活有价值的话，自然会朝气蓬勃、笑容满面地工作。而员工若能朝气蓬勃、笑容满面地工作，自然会愉悦患者，让患者高兴。

　　患者若高兴，自然想把这种快乐分享给自己最喜欢的人，就会向亲朋好友介绍这家诊所。这种想分享（共有）喜悦的心情会成为口碑信息传播的最大动力。

　　也就是说，要想扩散诊所的口碑，在让患者高兴之前，首先要能让员工以工作为豪。这样才能让感到愉快的患者增多，极大地促进高质量口碑信息的传播。

41 同事之间好好寒暄

寒暄在所有的交流当中是最基本的，其中凝聚着人际关系的缔结、心情的传达等一切信息。

"汇报""联络""商量""关怀""同伴意识""社会贡献""感谢"等信息，会凝缩成"早上好""你好""再见""保重""谢谢"等话语。

同事之间不能好好寒暄的口腔诊所，很多时候会对患者缺乏关心、考虑。

一切从寒暄开始。如果不能好好寒暄，即使实施了高水平的手术，也难以让患者体会、了解到这一点。

请记住，寒暄中凝缩着一切交流与爱。

42 激发员工的干劲儿

怎样才能激发员工的干劲儿呢？

很简单，只要让对方明白"我需要你"，满足这个人的存在意义即可。

（1）首先要让"理想"的口腔诊所形象成为诊所上下
    的共识；

（2）找出每个员工擅长且愿意做的事情；

（3）领导（院长）要组合、分配员工各自的擅长领域，使口腔诊所接近于"理想"形象；

（4）有成果时要表扬，让全体员工知晓，大家一起
感谢；

（5）诊所收益提高时，要用奖励等形式回馈员工。

被周围的人赞扬、感谢时，人能够认识到自己的存在
意义，会感到非常幸福，进而想得到更多的赞扬。这与"动
机提升"相关。

在此基础上，只要提高"存在必要程度数值"——工
资的金额，就能将人的存在意义数值化，在物质方面丰富
员工的生活，让员工的正面情绪越来越高涨。

指出错误进行教育固然很重要，但是，更重要的是发
现员工的擅长领域并加以培养。

43　院长善于发现员工的优点

若不给予赞美，人不会主动。

成功的口腔诊所院长善于发现并表扬员工的优点。与此相反，患者数量少的口腔诊所院长更多的是寻找员工的弱点，并加以提醒、斥责。而这会降低员工的动力，提高离职率。

培养与斥责不可等同。如何培养员工，让员工得以成长非常重要。

　　领导不能感情用事，要善于发现员工每个人的优点，
并加以培养。

44　果断辞退不受控制的员工

成功的口腔诊所院长会毫不犹豫地辞退那些很能干却不听从指示（不受控制）的员工。

让更多的患者来到口腔诊所并通过口腔诊所感受到幸福，这一点非常重要。

为此，院长要履行好自己独一无二的职责，即"作为口腔诊所这一管弦乐乐团的指挥者，以同样的乐谱（口腔诊所的理念），提供给观众（患者）最优美的和声（口腔手术）"。

如果不是管弦乐整体一流的演奏所必需的话，无论其长笛的演奏技术（应对患者、说服自费就诊或者洗牙等个人技术）有多强，都要毫不犹豫地辞退他，这是作为指挥者院长的职责。

不要惧怕变化！人之所以对变化怀有恐惧感，只是因为想明哲保身而已。

"怎样能为地区的患者谋得福利"，谁能优先考虑到这一点，谁就不会被恐惧缠身，谁就能找到最好的方法。

45　员工都是个性化演员

口腔诊所从社会层面讲是医疗机构，而对工作人员来说是工作的场所。在这里工作的每个人都承担着各自与社会接触的职责。

若把口腔诊所比喻成"舞台"的话，在这里工作的人就是"演员"。

假设有院长、口腔保健员 A、口腔保健员 B、接待员 C，主角是谁呢？ 既不是院长，也不是口腔保健员 A、口腔保健员 B、接待员 C，而是每天来诊所就诊的患者们。

人们常常饰演着多重角色。

K，46 岁的男性，父亲，部长，酒馆的常客。

O，33 岁的女性，母亲，女儿，妹妹，技艺学习者，口腔保健员。

每个人都是一人饰演多种角色的演员。谁都在 365 天、24 小时中饰演着某种角色。

口腔诊所是一座舞台。只有各个配角认认真真、拼尽全力饰演自己的角色，主角——患者才会思考如何展示自己的个性。

如果周围的演员情绪低落、马虎表演的话，一起表演的主角也会提不起兴致，无法动力十足地表演。更甚者，或抱怨或缺席，最终会放弃（退出）在这家口腔诊所中饰演患者角色。

院长、口腔保健员 A、口腔保健员 B、接待员 C，都在各自的位置上全力以赴地演好各自的角色。只有这样，患者才会被和谐的气氛感染，努力演好患者的角色。

拼命地工作，全力地演好角色，这必定会感染到共同出演者，大家也会回应以好的演技。

46　明星扮演

明星扮演非常重要而且非常有效。

明星扮演是什么呢?

就是确立院长职位之下的所有员工在各自岗位上的明星地位。通过明星扮演既能提高员工的动力,又能协调机构的整体方向性,产生螺旋式提高员工活力的效果。

简单地说,就像石森章太郎先生在漫画《机器人 009》中描述的一样。

在这部作品中，各个角色运用各自不同的特殊技能而大显身手。同样，口腔诊所如果能够掌握每位员工擅长的领域，加以管理、融合，使其运用于诊所的运作的话，会成为非常了不起的诊所。

明确了每个员工能够大显身手的舞台之后，每个人都会找到自己的归属，也会体会到自己工作的价值。

实际上，在关西某家口腔诊所中，每个员工的姓名牌中都写有"笑容第一""创造力第一""体贴第一"等字样，明确了每个人的特长以及职责。

患者知道护士名字的口腔诊所还很少。所以让全体员工戴上姓名牌也非常重要。

在患者知道护士名字的口腔诊所中，基本上没有患者数量少的诊所。

47 员工离职率低

人会为了幸福而行动，这存在于人类行动心理的最底层，即人会聚集到能够让自己幸福的地方。

要想吸引人，只要让人幸福即可。这样人们就会聚集过来。

但要注意，鲁莽地集聚人，人是不会聚集过来的！只要能给人们带来幸福，人为了获得更多的幸福自然会聚集过来。这是非常简单的道理。

员工的离职率高是因为很多在这家口腔诊所工作的人觉得在自己工作的地方感受不到幸福。

如果员工感受不到幸福的话，患者也会觉得不怎么幸福，会去能够带给他更多幸福的地方。这样一来，患者的数量自然会减少。最终便会呈现出收益减少的局面。

给予员工幸福与给予患者幸福，道理是一样的。

只要带给各个立场的人相应的幸福，就会使员工的离职率降低，新的患者数量增加，收益增加。

员工们在充满活力地工作吗？

如果能让员工们充满活力地工作，离职率会降低，患者数量会增加，收益也会增多。

48　为员工举办生日宴会

员工是同伴。如果站在雇佣关系的角度看问题，将无法与员工共有理想，无法提升员工的动力，职场中会缺少活力，员工的离职率也会提高。

单靠一位口腔医生不可能维持一个一流的口腔诊所。只有让员工们拥有共同的理想，让患者拥有认同感和信赖感，才有可能构建出一流的诊所来。

为了加深员工与医生之间以及员工同事之间的同伴感

情，举办生日宴会是非常有效的方法。

这不是简单的聚餐。由于生日宴会是大家一起为自己庆祝的，所以高兴的同时又会感到惶恐不安。从某种意义上来说，人显现脆弱一面时更易于加深感情。

实际举办一次就会知道，生日宴会在提高员工动力、加强员工团结方面非常有效。

49 员工愿意在自家诊所进行口腔治疗

在口腔诊所中，内部人员是最能认真、深入、仔细地看清事物的，是最厉害的评委。

让员工、内部人员感觉到"自家口腔诊所很厉害""这位医生是最厉害的""自己只能让这位医生治疗"等很重要。员工、内部人员如果能从内心如此认为的话，他们在向周围的人、患者传达时，热情和认真程度都会大有改变。

实际上口碑信息传播的核心在于员工等内部人员。

因为员工、内部人员知道真实的情况，若有如此感触，说明"这位医生是真的很厉害"。

在信息的信用度和精确性上，来自员工、内部人员的信息比其他任何途径的信息都有绝对优势。形成让员工、内部人员觉得很厉害、被尊重的状况比什么都重要。

您自家口腔诊所的员工在您自家诊所接受治疗了吗？其他口腔诊所的员工慕名到您的诊所接受治疗了吗？（去其他口腔诊所的口腔助理、口腔保健员实际上相当多。）

去其他诊所就诊的理由一般有"自家诊所的口腔大夫技术不怎么高""自家诊所的灭菌状况不理想""不喜欢自家诊所的治疗流程"等。

最强大的口碑信息传播，其核心在于员工、内部人员。

50　在员工房间张贴"销售额推移图"

在患者看不到、相关工作人员经常聚集的地方张贴上"销售额推移图"，可以说这种诊所成功的概率很高。

为什么呢？

毋庸置疑，口腔诊所的收益达不到一定水平之上的话会倒闭。

因为口腔诊所既不是公立设施也不是公共设施，它需要自负盈亏，完全是个体责任，所以必须提高收益。在财务问题上，很多口腔医生都不在行。

口腔诊所将"销售额推移图"张贴在员工或相关工作人员经常聚集的地方，诸如药局、员工的房间等，能够时刻提醒所有员工"诊所自负盈亏，不提高收益的话就会倒闭"。让员工、相关工作人员每天无数次地看到自己诊所的业绩状况，这对员工们时刻保持清醒的认识非常重要。

但是，数字（业绩）只不过是"患者高兴"这一结果的外在表现，决不能唯业绩至上。

如何在口腔诊所，通过诊所医疗让人们高兴；最终如何提高体现患者高兴程度的外在表现——数字（业绩），解决这些问题很重要。

51 员工认识到口腔诊所是为社会做贡献的地方

一般情况下，视工资为"劳动报酬"的人的工资是提不上去的，而视工资为"自身价值"的人的工资会不断上涨。

为什么呢？

一方面，视工资为劳动报酬的人，不会做工资份额之外的工作。这样一来，自身价值得不到提升，最终会陷入无法提高工资的境地。

另一方面，视工资为自身价值的人，会不断为社会做出更多的贡献，会为提高自身价值而努力，使劳动的有效性得到不断提高，最终作为劳动报酬的工资也会不断提高。

薪资与对诊所的贡献度、对社会的贡献度成正比。

若口腔诊所中的多数员工仅仅视口腔诊所为"为生存获取劳动报酬的地方"的话，口腔诊所对社会的贡献度会很低，患者也不会增多。

若口腔诊所中大多数员工认为"通过口腔医疗，自己为社会做出了更多的贡献"，并因能够通过口腔医疗为社会做出贡献而高兴的话，口腔诊所对社会的贡献度会很高，患者也会不断聚集过来。

52 不用"斥责"与"金钱"驱动员工

人生的意义在于"被爱"与"被承认"。也就是说，人生是为被爱、被承认而存在的。

除了更好、更长久地维持自身生命这一本能之外，其他一切行为的指南皆凝缩于此。

人类首先会有饮食、睡眠、子孙繁荣的欲望，除此之外，其他一切行为的根源都在于"被爱、被承认"。

无论在什么单位都是如此。

　　员工（公司职员）只有被单位的领导或者单位整体需要、认可之后才会积极主动地努力工作。这时候最重要的是人的进步与成长。

　　人被需要、认可一次后，会想被更多次地需要和认可，因此会比之前更努力，使自我得到成长，达到被更多的人需要、认可的状态。

　　只靠"斥责"与"金钱"，是无法让人成长，驱使人比之前更加努力的。

　　被"愤怒与斥责"驱动的话，人会更加想从愤怒与斥责中逃离，会选择限制自己的行动和言论，使自己畏缩不前。

　　被"金钱"驱动的话，人会想在尽量不动、不思考、不用成长的状态下获得同等数额的金钱。

　　在关怀与信赖当中，人会更加主动地工作，被爱、被表扬，进而更加被爱、被表扬，形成"正螺旋"的发展。

反之，在"斥责"与"金钱"当中，人的欲望会被限制，会陷入更加恶劣的境地，进入"负螺旋"的状态。

在关怀与信赖当中，人会积极主动地工作。其中还隐含着无限的可能性。

53　让员工得到成长

　　管理中最重要的事情是"培养人，使人成长"。让员工拥有自信与喜悦，积极主动地工作，边感受着生活的价值，边获得成就感，朝着正确的方向大步前进。

　　批评针对的是"行为"，而表扬针对的是"人"。

　　因此：

　　（1）不能否定人；

　　（2）不能因愤怒让员工畏缩不前；

（3）不能限制员工的行为；

（4）不能让员工丧失自信；

（5）不能带给员工痛苦；

（6）不能对员工走向歧途视而不见；

（7）不能让员工失去生活的意义；

（8）必须让员工获得成就感。

自信、喜悦、生活的意义以及成就感，得不到这些就得不到最大的动力（自发性），最终，员工无法获得最大限度的成长，单位也得不到员工最大限度的能量。

领导（院长）应该做的，绝不是把员工当作劳务提供者进行管理指导。如何让员工拥有人生的自信，如何分配、引导员工朝着正确的方向前进，如何让员工自发性地工作，在获得喜悦的同时不断获得生存意义与成就感，通过工作大跨步地走在人生大道上，这些对员工来说非常重要。

54　通过引导促进变化

　　祖祖辈辈传承下来的口腔诊所，其成功的秘诀不是强制周围变化，而是引导周围变化。

　　当然，硬件方面，诸如"外部、内部重新装修""设备更换""主页更新"等必须按照缜密的战略计划来进行。可问题是软件方面。

　　由于硬件会年久老化，所以更换的方法主要参照口腔诊所的经营战略，但是，软件方面却没有这么简单。大多数年轻医生苦恼、失败的原因是软件方面变革的失败。

很多医生认为以前的做法太陈旧了，以后要换一种方法，自己一个人冲锋向前，结果失败了。招致周围反对时，自己很纳闷："为什么我这么拼命地干，却遭到员工、有能力的医生的否定呢？为什么在想法上会有这么大的差距呢？"

疲惫不堪的年轻医生大有人在，努力想让更多的变化发生，但最终并没有改变什么，还是老样子，患者也没有增多。

硬件是物质，只需更换即可。但是软件却没有那么简单。人是有思想的生物，如果不能做到思想共鸣、目标一致，就会陷入到什么都不动、什么都不变化的境地中。

没有做到这一点，只是突然被要求变化的话，人们会觉得之前的自己被否定了。

进而，人越是被要求："变化！变化！"越会为了自我肯定而受控于不想变化的情绪。

那么，在软件方面，怎样才能促使产生有效的变化呢？要点有两点：

（1）不要强行"变化"，先"肯定"以往的状态，再主动前进，提高自己的成长速度；

（2）变化出现后，要"引导"其朝着期望的方向发展。

这个过程是最有效的。

此外，强制变化一次，机构瓦解后，还有再构建的方法。

55　经营者爱员工

经营者经常说要爱患者、爱顾客。

但是强制要求员工爱患者、爱顾客是不行的。

首先要爱员工，爱意要满满的，让患者也能感受到。

患者若感受不到来自员工的满满的爱的话是没有意义的。

京瓷公司的经营理念是"在追求全体员工精神与物质两方面幸福的同时，为人类、为社会的进步发展作出贡献"。也就是说，若不追求员工精神与物质两方面的幸福的话，是无法为人类、社会的进步发展作出贡献的。

　　首先要爱身边的员工。其次要通过员工、通过口腔医疗这个介质，将爱扩散到社会，最终为人类社会的幸福作出贡献。

　　为人类社会作出的贡献总量与口腔诊所的收益和患者数量成正比。

　　一切从爱员工开始。

　　做不到爱身边员工的口腔诊所经营者，也无法做到爱患者。

第 4 章
Philosophy

（哲学 & 理念）

成功的口腔诊所注重
"哲学 & 理念"

56　拥有深刻的哲学

这里所说的"哲学"有多种含义。

是针对口腔医疗、口腔诊治、口腔诊所的存在方式、口腔诊所的运作经营、口腔诊所的人事、人生的"哲学"。

所有的员工必须拥有深刻的、强烈的"哲学"，否则是没有资格创建成功的口腔诊所的。

在这里哲学是否正确不重要，重要的是如何加深、加强。

院长的"哲学"是制定诊所的"理念",理念之后会成为诊所和员工的"使命",使命会转化为"热情"。员工们的热情汇集在一起,能够通过口腔诊所带给更多的人"量多质高的幸福"。

拥有深刻的、强烈的"哲学",这是成为领导者的资质之一。

57　树立目标，坚信"达成目标非常简单"

　　认为"每月平均提高 200 万日元以上的自费收入很困难"的口腔诊所中，几乎没有实际上达到自费收入 200 万日元的诊所。

　　认为达成目标值"很难""受不了""不可能"的人是不可能达成目标的。坚信（认为）"能够达成目标"非常重要。"不确定能否成功，做能力范围的事情吧"，有这种态度也可以。

例如，想把公司打造成 1 亿日元的企业，可以宣誓"要把公司打造成 1 亿日元的企业""建设成日本第一的公司"。经营者若没有这种"梦想"，是绝对不可能达成目标的。

不是感叹"每月平均提高 200 万日元以上的自费就诊收入好难啊"，而是思考"怎样才能实现每月平均 200 万日元以上的自费就诊收入"。并且，经过多种实践后，感叹"咦，每月平均提高 200 万日元以上的自费就诊收入真简单！"的时候，才能真正实现每月平均提高 200 万日元以上的自费收入的目标。

重要的是要树立目标，并坚信达成目标很简单；关键是升级自己和机构，并据此达成目标。目标，只是结果而已。

58　明确目标与目的的差异

目标和目的是不同的，把目标与目的混作一团的口腔诊所难以永续经营。

目的是指"口腔诊所的存在意义"。从某种意义上说是"实现口腔诊所的理念"。口腔诊所的理念若不明了，目的是无法实现的。

目标只不过是为达成口腔诊所的理念这一目的而逆运算的各种各样的数值标准。

也就是说，没有口腔诊所的理念，目的是无法设定的。目的不能设定的话，就无法逆运算如何实现经营性目的，目标也就无法设定。

达成口腔诊所的理念是目的，达成此目的的具体数值是目标，所以在没有口腔诊所的理念状态下设定的目标，只是资金流转、增加的指标，其中并未注入工作人员的灵魂。花费时间是为了获取金钱，在这种思想的灌输下，员工只会为自己着想，思想涣散，离职率也会上升。结果，口腔诊所被工作能力强、自我意识强的员工巧妙地打造成了"对自己最为有利的口腔诊所"，并在事实上控制着口腔诊所的运营。

陷入这种状况的口腔诊所相当多，痛苦不堪的院长也相当多。

拥有"理念"，向全体员工贯彻达成理念的"目的"，将掌握通向未来的现状的方法——"目标"设为标准，并坚守这一标准。

　　颠倒顺序或者偷工减料的话，口腔诊所被瓦解的风险会很高。

59　理解"因果法则"

世事皆遵循"因果法则"。一切如此，无一例外。

一天来 50 位患者就诊的口腔诊所，必然有一天来 50 位患者的原因，才能最终产生一天来 50 位患者的现象。

一天只有八九位患者的口腔诊所，必然有只来八九个人的原因，才能最终产生一天只有八九个人就诊的现象。

患者不断增多的口腔诊所，有患者不断增多的原因，只是现象是患者不断增多而已；患者不断减少的口腔诊所，有患者不断减少的原因，只是现象是患者不断减少而已。

那么，如何使患者增多，如何提高收益，如何让自费患者来就医呢？

很多医生期望着突然的"现象变化"。但是，现象仅仅是结果。不改变原因，是无法只让现象发生变化的。

当然，只改变原因却不让结果、现象发生变化也是不可能的。

要想把一天只有八九个人就诊的口腔诊所，变成一天50个人就诊的诊所，必须把"只有八九个人就诊的原因"改变成"一天50个人就诊的原因"，这样才能让一天50个人就诊的现象发生。

过去的口腔诊所的存在方式，最终会构建出现在的患者数量、员工状态、收益状况。所有的现象都是由口腔诊所的领导——院长创造出来的。

过去的自己创造出了现在的自己，过去的口腔诊所的存在方式决定了现在的口腔诊所的状态。

要想改变作为结果的现象，只需改变原因即可。时常有院长不分析原因，而一味去改变作为结果的现象，这样做不仅会造成效率低，浪费时间和劳力，还会导致精神上的疲惫。类似的例子数不胜数。

只是勉强地改变现象的话，现象是不会发生变化的。

要想改变作为结果的现象，首先要分析原因，确认原因与结果的相关性，找到与所期待的现象相对应的原因状况。只要改变成这个原因状况，作为结果的现象自然会发生变化。

60　有明确的"人生设计"

口腔诊所的现状只不过是"院长想法的现象化结果"。

成功的口腔诊所，只不过是成功的口腔诊所院长的想法所形成的现象；不成功的口腔诊所，只不过是不成功的口腔诊所院长的想法所形成的现象。

你的口腔诊所就是你的人生。你的人生道路上只有你自己。并且，你未来的道路也只有靠你自己去创造。模仿别人是行不通的。

你想做什么？想变成什么样子？这些都建立在你之前所走过的人生道路的基础之上。

也就是说，每一瞬间人都在选择、决定人生，制定行程。即使拖延问题也是在"决定拖延问题"基础之上采取的"什么都不做"的行动。

如何出生，如何成长，如何生活，如何死去，一切皆由自己决定。

是在痛苦、苦恼中摸索建造出能让更多人高兴的口腔诊所，被尊重地结束一生，还是适可而止，匆忙、快活地结束一生？这道选择题没有对错。

度过怎样的人生，建造怎样的口腔诊所，能够做出决定的只有你自己，结果只不过是你的观点的现象化而已。

61　不感叹、不抱怨现状

　　院长认为"因为经济不景气，所以口腔行业的销售额会下降"，这样的口腔诊所不会成功。

　　无论什么样的时代，都会有符合这个时代状况的做法。只要符合时代状况，销售额必然会提高。

　　分析"现在是什么样的时代，口腔诊所处于怎样的环境中"，考虑"什么样的口腔行业的情形符合这种状况"，这一过程非常重要。

要时常竖起耳朵搜集信息，分析现状，预测未来，思考如何转变为与预测相符的行业情形。

毋庸置疑，感叹、抱怨现状的人是不会成功的。

成为成功的人（口腔诊所）的绝对条件是"不抱怨"，这一点必须遵守。

抱怨会封锁通向成功的道路。

为什么呢？

"抱怨"就是叹息："唉，时代不好，环境恶劣，员工不好，地段不好，经济不景气，政治情形恶劣。"反过来看，所有的话都在通过宣称"我没错，是别人的原因；错不在我，所以我什么也不用做，也可以什么都不做"来获取周围人的认同，获得内心的安定。

也就是说，只不过是高举着可以什么都不做的大旗，进行着不作为的宣言。

想要到达"成功的地方""目标地点"，就不要罗列出到达不了的理由，因为它没有任何意义。

京瓷公司的创始人稻盛和夫是这样说的：

"有的人罗列出来许多做不到的理由，这样是不可能开展新事业的。我们必须思考在一无所有的前提下，该怎样调动所需的人才、设备以及技术来达成目标。"

罗列做不到的理由就是在罗列不行动的理由。不行动起来的话什么都不会改变，世界就会停滞不前。首先要"做"，下定决心去做，这样就没有工夫抱怨了！罗列做不到的理由也就失去了意义。

不要将不满挂在嘴边，这一点也很重要。

将不满挂在嘴边的口腔诊所院长成功的概率很低。

"奋斗者诉说着希望，而怠惰者只会宣泄不满。"这是作家井上靖的名言。

没有希望就无法努力。也就是说，希望的前景是努力的必需条件。懒惰的人只会将不满作为偷懒的借口。

是谈希望，还是发牢骚、泄不满？答案由自己决定。

某家口腔诊所是否能够成功，只要看它是谈希望，还是发牢骚、泄不满，立刻就会明白。

62　直面现实

直面现实非常重要。

优秀领导者最为重要的资质就是能够直面现实，毫无例外。

不直面现实就无法付诸行动。也就是说，既无法跟进事态的发展也无法进行改善。

与此相对，没有能力的领导者不想直面现实，因为"正确掌握现实很恐怖"。看清了现实就必须进入到有所行动、有所思考的状态中。这太令他们厌恶了。他们认为只要不直面现实，就可以继续不行动、不思考，从而不断进行着自我欺骗。

首先要直面现实。这是大多数状态不理想的口腔诊所院长做不到的。

口腔诊所要想从不理想的状态中脱离出来，必须先从直面现实开始。

63 时刻保持口腔诊所应有的姿态

人常常朝着"意识的方向"前进。

如果常常在意正面事情的话，事情就会朝着正面的方向发展；如果常常在意负面事情的话，事情就会朝着负面的方向发展。这与意识的对象是否是本人所喜欢的，没有太大的关系。

人类会将所有注意力投放到在意的事情上。

例如，在广阔的草原上练习骑自行车时，会撞到仅有的那一棵树就是这个原因。越是想着："撞到了！撞到了！"就越会像被吸附着一样朝着那仅有的一棵树驶去。也就是说，与对在意对象是否有感情没有关系，只要单纯地意识到了就会朝着那个方向变化。

因此，只要时常关注"诊所应有的姿态"，就会不断朝着这个方向发展。

经常抱怨现实，将意识的焦点放在未能满足的现实的话，现实就不会发生任何变化（患者数量少的很多口腔诊所，都陷入了这种状态）。

请时刻提醒自己，保持应有的姿态。这样，你全身的细胞都会将目标设置于此。

64　失败无数次

成功的口腔诊所比不成功的口腔诊所要经历更多次的"不同失败"。

有一点非常重要，那就是失败的次数与成功的概率成正比。

据说肯德基的创始人哈兰·山德士，在创业之初推销自己独特的炸鸡烹饪方法时，曾被 1009 家企业拒绝，并最终在第 1010 次的洽谈中签订合约。也就是说，如果没有 1009 次失败的话，就没有第 1010 次的成功。

这个道理同样适用于人。成功的人一定比不成功的人经历了更多次的不同失败。

为什么呢？

因为成功的人要比不成功的人行动的多，无一例外。有多次行动，就会有多次失败。道理很简单。

人们常认为成功的口腔诊所比不成功的口腔诊所失败的次数少，这是片面的。

成功的口腔诊所才会经常思考："如何成为优秀的口腔诊所？如何让更多的患者来就医？如何让工作在口腔诊所中的员工们朝气蓬勃地工作？"他们会行动起来，不断地重复尝试错误。

也就是说只有经过多次反复失败之后，才能确立正确的、坚定的方针。

偶然的成功、未经深思熟虑的成功没有主心骨，不仅摇摆不定，也无法应对时代的变化。

失败的次数与成功的概率成正比。未成功的人不是"失败的人"，而是"不行动的人"。

65　不找做不到、不做的借口

未成功的口腔诊所院长有两种类型。

第一种类型是不知道怎样做才能让口腔诊所成功的人。

不知道如何成功经营口腔诊所的医生，只会为了自己经营口腔诊所。所以诊所运转不顺利时，就不知道"为什么会成为这个样子""怎样才能构建自己内心描绘的理想的口腔诊所"。

因为他们没有从根本上思考口腔诊所这一医疗机构的本来存在意义，所以想法动摇，方向偏离，进展不顺利。

"想过好的生活""想被尊重""想成为有钱人"，这一切的核心在我们自己身上。现代社会如果只把自己的想法作为根本依据来思考事情的话，是无法进展顺利的。并且，一旦进展不顺利，就会陷入束手无策的境地。

这种类型的人中既有刚刚开业的医生，也有已有 10 年经营经验的医生，还有以前很兴盛，最近才陷入这种境地的院长。

为了成功经营口腔诊所，该做什么、怎么做？要想解决这两个问题，只需思考口腔诊所的社会性存在意义，即"通过口腔诊所和口腔医疗，如何为人类、为社会作出贡献"。理清了这个问题就自然能够看到正确的、成功的道路。

"想过好的生活""想被尊重""想成为有钱人"，这一切都是他人带给我们的。若追求的是如何通过口腔诊所和口腔医疗对社会作出贡献的话，"被尊重""收入增加"的现象自然会出现；若追求的是"好的生活""被尊重""成为有钱人"的话，这些愿望只能成为空想。

第二种类型是知道做什么，怎么做才能使口腔诊所成功，但就是不做的人。这种类型的人，他的周围有成功的口腔诊所，而且熟人朋友中也有成功的医生，但是他逃避正视这些，故意不去看。为了保持自己的自尊，他会装作看见了，并不断地去寻找不做的借口。

也就是说这种类型的人，他们故意不去看成功的口腔诊所的状态，只是在不断地寻找做不到的借口、不做的借口，不断地以此来说服别人和自己。

若能向成功的口腔诊所，向熟人朋友中成功的医生坦诚请教的话，成功的大门会一下子为他们打开。反之，如果坚守自己的自尊，作茧自缚的话，是不会成功的。

　　处于做不到的状态中，不断地用做不到、不做的借口来说服别人和自己，除了能够获得心理上的平衡以外，得不到任何实质性的改善。

66　只言未来，不讲过去

这是打造成功口腔诊所的绝对法则。

成功的人常关注于未来，能够以未来为基轴来思考事物现在该有的模样。

思考以未来为基轴该如何做，在该在的地方做该做的事情。这样，便能置身于所期待的未来的位置，使成功以及所期待的未来成为可能。

相反，不成功的人关注于过去，认为是过去和别人导致了现在与理想状态的脱离。他们有意回避自己的责任，通过使"自己正当化"来说服自己，编造不作为的理由，最终采取"不行动"的行为。

思考事物的基轴是"放在未来还是放在过去"，决定了"是成功，还是失败"。

活在当下时，若将意识的基轴放在未来的成功，就会自然地到达意识的未来；若将意识的基轴放在不成功的过去，停滞不前的现在将延续到未来。

即便在过去的时间轴上设想现在、未来，也无法构建出崭新的未来。

首先在头脑中构筑出应有的未来、所期待的未来，并强烈地意识到这一点。如果现在沿着能够到达的路线走，即使遭遇波折也能够到达所期望的未来。

不能用"现在的常识"去构建口腔诊所的未来，而要用"未来的成功的常识"来构建现在。现在的常识通常是过去常识的大汇集。也就是说，现在不可能脱离过去。未来通常在过去的认知领域之外。因此，用未来的常识来构建现在非常重要。

信用卡出现的时候，有很多人说"果然还是现金最好"，夸大信用卡的危险性。当开始流行利用网络主页吸引顾客的时候，也有人说"通过主页吸引来的顾客素质很低"。也就是说，以前没有的行业、商品出现时肯定会先被否定。因为新的行业、商品在过去的常识中是没有的，所以在人们头脑中发挥作用的理论首先是否定。站在过去的常识的角度，以前没有的新的行业、商品一定会被否定，因为很多人不能理解未来的常识。不能理解时，发挥作用的心理机制是暗示消极的预测，煽动"恐怖心理"，加以否定，力求肯定自己的无法理解。

因此，在尝试新事物时，不能遵从过去的常识。

人类这种生物会经常启动防御本能，使作为危险探知器的恐怖心理过度运作。不能因为从煽动恐怖意识的过去常识中吸取意见，而妨碍构建成功的口腔医疗以及带给无数患者幸福的口腔诊所。

　　用未来的常识构筑现在，之后行动起来。专心致志大跨步向前的话，就没有空闲时间思考消极的事情了。

67　感觉"自己和口腔诊所都发生了较大的变化"

　　首先，请闭上眼睛回顾一下您自己以及您所在诊所的过去 1 年、过去 3 年、过去 5 年、过去 10 年以及过去 20 年的状况。

　　您自己以及您所在的诊所发生了很大的变化吧？

　　如果您自己以及您所在的诊所发生了很大变化的话，那么成为成功口腔诊所的可能性会很大。如果基本上没什么变化的话，那么成为成功口腔诊所的可能性会很小。

　　为什么这么说呢？

　　社会（世事）如同河流一样，时时刻刻都在发生变化。无论是经济状况还是政治状况，与现在完全一致的情况绝不可能出现第二次，因为它是时刻变化着的，运动着的。当然，市场也在发生变化，人们的状况、要求以及价值观绝对不会停滞不变。

　　因此，如果不紧跟社会与市场的变化，商业以及口腔医疗行业将会逐渐凋零。

　　继承了伟大创业者的业绩，之后却失败了的继承者，很多是由于固守于伟大创业者的做法，未能跟随时代的发展，致使业绩不断恶化。

　　伟大创业者的最为伟大之处，是具有抓住时代的要求、价值观，并将其吸收到商业中去的强大能力。也就是说，在商业中最为重要的一条是"抓住时代的要求、价值观"。若与过去时代的要求、价值观一致的话，终将昙花一现。

要想立于不败之地，必须不断抓住时代的要求、价值观，让商业处于不断变化之中。

因此，回顾过去，如果您自己以及您所在的诊所发生了很大变化的话，成为成功口腔诊所的可能性就很大；如果您自己以及您所在的诊所基本上没发生什么变化的话，成为成功口腔诊所的可能性就很小。

68　能从多角度了解事物

　　这是某位理发师说的故事。

　　"在我很小的时候，奶奶教会我很多事情。比如去买衣服的时候，奶奶会在时装模特面前观察一段时间，向我们姐妹详细介绍这件衣服，然后把买回来的衣服拆开。通过零散的布片让我了解到衣服是怎样缝制的，用的是什么样的材料，之后再重新缝制起来。买食物的时候也一样。买苹果时，奶奶会问我们'外表看起来红彤彤的，但里面怎样呢？'‘翻翻看里面的怎么样？'‘味道怎么样呢？'等等。她一直都是这个样子，所以在买东西上非常花时间。"

确实如此。

不仅要从正面观察事物，还要从各个侧面观察，多角度地思考事物。不仅要看"信息"层面，还要认真思考事物的"本质"。这一点不仅对物，对人也很重要。

口腔诊所的经营也是一样。要从多个侧面、多个角度了解经营的现状、员工以及患者。不是看表面，而是要抓住本质 。做得到这一点的人与做不到这一点的人之间的差距会很大。

69　不执着于战胜其他口腔诊所

真正成功的口腔诊所不会采取"战胜其他口腔诊所"的战略。

成功的口腔诊所，因为给患者提供的医疗环境以及手术被人们所接受，得到人们的赞同，所以患者数量增加，收益增加，具有绝对性优势。

不要执着于取胜。战胜他人不是真正的目的。知识以及体育行业皆如此。一流的学者、体育选手真心不与他人竞争。

重要的是想做什么，想为社会作出怎样的贡献，并为此不懈地努力。最终，自然会出现压倒性战胜对方的结果。

以获胜为目的，是在为自己工作，不会超越一定的界限。而且，为自己工作会让人感到越来越疲惫。胜利还是失败，这根本不重要。

如何在理念上构建起自己的状态，作为口腔医生的状态，并为实现这一理念而不懈追求，最终，理念构建程度与实现程度如何，得到的评价如何等都会作为现象呈现出来。

而且，若为患者提供的医疗环境以及手术被人们所接受，得到人们赞同的话，会出现就诊患者人数增加，收益增加，以绝对性优势胜利的结果。

70　肯定"变化"

　　大多数传承下来的口腔诊所，在改变方针、构建新机制、大刀阔斧改革的情况下，院长会否定之前的做法和状态，向员工强制推行新的方针。

　　可以说，这是一种效率和效果都很低的做法。

　　否定之前的做法、状态，就等同于否定相关人员的自我性、价值观。人们不会对那些否定自己自我性、价值观的人产生信任，怀有好感。而且，不会打心底赞同那些不信任、产生不了好感、不了解自己的人的意见。

　　首先，要在理解、赞同的基础之上诱导变革，这样才能尽早地实现变革。

71 有敢于冒险的勇气

未来掌握在"常常敢于冒险的人的手中"。

更加准确地来说，"未来只存在于敢于冒险的人的手中"。

如前所述，社会（世事）如同川流不息的河流，时时刻刻都在发生变化。因此，要适应不断发展的新时代，就必须不断尝试新事物。

可是，第一次尝试新事物就如同在黑暗中摸索，行走在无人通过的道路上一样，是非常恐怖的。而且，尝试新事物时，会遭到不想变化的人以及讨厌变化的人的极力阻挠与诽谤。为使不愿变化的自己正当化，这些人不想让变化的人成功。

也就是说，要适应不断变化的时代，就必须战胜各种恐怖和风险。只有不断战斗的人才能成为真正的胜利者。所以，"未来只存在于敢于冒险的人的手中"。

人生最大的风险是不敢冒险。不冒险就是不发生变化。

市场、社会都在不断变化。不适应市场、社会的变化就意味着默默地沉寂下去。同时，需要思考的更重要的一点是如何变化。这就要求我们必须时常搜集信息，思考自己如何做出相适应的变化，如何行动，否则无法到达成功的位置，也无法久居于成功的位置。

变化伴随着风险。改变现状有可能会失败，但不冒风险的话最终只能沉寂下去。

　　迪士尼乐园不断成功的原因是不断引进新的游乐设施，不断处于变化当中。

　　拿出勇气，敢于冒风险，不断变化，这是不断成功的秘诀。

72 不在意"坏话"，关注"赞扬的话"

没有做坏事却被说坏话，这是成功的前兆，是知道你实力的人承认、害怕你的证据。

以打广告为例。做出最早、最敏感反应的是同行，其次是行业相关人员，然后是患者，最后是普通人。

也就是说，如果广告打出之后，本该反应最敏感的同行完全没反应的话（不说坏话的话），就代表他们认为"不足以害怕这家诊所""没必要说坏话"，说明这家诊所成功的可能性很低。

这家诊所"有成功的可能性"，同行才会因害怕而背后说坏话。

若本该反应最早、最敏锐的同行都没有反应的话，那几乎就没有可能被相关人员、患者以及反应最弱、最晚的普通人认可了。

因此，没有做过坏事却被说坏话，是登上成功的舞台的证据，所以要感谢那些说坏话的人，这会让自己进一步成功。决不能因被说了坏话而反击回去，好不容易站到了"成功的舞台"，千万不要因此而掉落下去。

被说坏话时，要找出坏话中的"坏"，认清这种坏是自己的哪种优势从而助推自己走上成功的舞台。

73　拥有"胆怯之心"

"没有自信"与"拥有胆怯之心"是不同的。

胆怯之心是"胆小",是"缩小自己"。缩小自己,相应的面向外部的感知会被极大扩大,感知程度会敏锐起来。

缩小自己,认真地考虑对方、员工以及社会,用心决定自己所要处于的状态。这是"谦虚",是"利他主义"。即使对之前所做的事情引以为豪、拥有自信,也要"不骄傲、不摆架子"，这种态度很重要。

为什么呢？

骄傲、摆架子会让思考以及面向未来的变化停止。骄傲自满使感觉停止，思考停止，消灭了改善之意。

缩小自己，极大地扩展面向外部的感觉，使感觉本身也变得敏锐起来，关注于员工、患者、交易对方以及社会，敏锐地抓住其状态和变化，并相应地改变自身，这样的人才是能够成就大事业的人。

只有自信满满、细致入微的人才能掌握成功的钥匙。

74 认识到"危机 = 机会"

经营口腔诊所时会遭遇各种各样的危机。

"员工大量辞职！""新的患者不断减少！""自费下降！""有投诉！""附近又建起来了新的口腔诊所！"等等。各种各样的危机会以各种各样的形式出现。

如果仅仅把这些当作危机，不断叹息、悲伤、置之不理的话，情况会不断恶化，直至崩溃。

要把这种危机当作来自社会的警示："不能再这样继

续下去了！"坦然地接受危机的出现，寻找原因，思考改善策略，并据此行动起来。进展不顺利时再次寻找原因，思考改善策略，并据此行动起来。不断反复终会登上更高级别的舞台。

也就是说，机会只会光顾那些认为"机会时常附着在危机背面"的人，那些真诚地认识到"现在是人生、商业的转换期"的人。

"升级""适应时代的变化""抓住千载难逢的大机遇"，所有的机会都附着在危机的背面。

真正的机会只存在于"危机的背面"。

75 做好觉悟，下定决心

决心是指能够接受一切困难的觉悟。

"想成为这个样子""不费劲儿就能成为这个样子就好了""变得厉害最好了"。这些叫作"妄想"，是名为妄想的空想。

"妄想程度的愿望"在经过不断强化后会演变为"不输于任何人的强烈愿望"，在做好"接受一切困难的觉悟"后才能成为"决心"。

　　成功必定伴随着困难。战胜无数次困难之后才能取得站在成功舞台上的资格。

　　不战胜困难的人就没有成功的资格。那么怎样战胜困难呢？其中不可或缺的是决心。没有决心的话将无法跨越困难，也无法获得站在成功舞台上的资格。

　　也就是说，重点不是"想成功""如何成功"，而是"下定决心做好接受所有困难的觉悟，让自己站在成功的舞台上"。下此决心的瞬间就已注定了成功。

　　在站到成功的舞台上之前，下定决心的人（口腔诊所）要接受一切困难。

76　脱离心理限定

很多人自己给自己划定界限。

"我不可能在世上有所成就""靠一代人不可能建成大公司""这个年龄已不可能再尝试新事物了"等等，在开始新事物时人会感到非常恐惧。而且，对于之前未曾经历过的事情，或者远远超出想象的事情，人甚至会觉得就不存在可能这个标准。

本来，人的大脑为了保护身体，在面对之前未曾经历过的事情或者在陌生的地方时会产生恐惧心理。

一如往常的生活，熟悉的地方，能够预测到的人生，这些都因有安全保障而令人安心。所以，在能够预测到的状态、在想象的范围之内，人会觉得比较舒服。

自己划定自己的界限是制造借口，可以不用离开舒服的、想象范围之内的地方，可以不用心神不宁地挑战新的场景，据此来使"停止挑战"的想法自然地正当化。

"Boys,be ambitious（青年们，要胸怀大志）"，这是克拉克博士的名言。

这句话的意思是"无论能不能做到，人首先要心怀大志，奋勇向前。不要自己划定界限主动放弃"。

人类的可能性是无限的。实际上，世界上不存在不可能的事情。只要你真的想要，什么都可以实现，什么都可以获得。想要的东西得不到，那是因为自己认为不可能得到。

只要真的有欲望，并为此倾注所有的力量，无论是想成为世界第一的大富豪，还是世界上有名的演员，还是天才科学家，实际上都能实现。

不要自己给自己划定界限。可能性是无限的。

脱离限定！这样，所有光明的道路都会为你打开。

77　放大自己的器量

口腔诊所院长的器量等于口腔诊所的器量。

要想做大口腔诊所只要放大院长自身作为人的器量即可。

不放大院长自身器量，只去勉强放大口腔诊所的器量，是无法提高患者数量和收益的。机构瓦解，经营最终走到尽头的例子有很多。

放大诊所院长自身的人格器量，能够聚集人才，扩大机构，提升员工动力，增加患者数量和收益，让诊所呈现螺旋式发展。

第 5 章
Love &Thanks

（爱与感恩之心 ）

成功的口腔诊所注重
"爱与感恩之心"

78　认识到自己是"花"

对植物来说，"根""叶""茎""花"哪一部分最重要呢？

是根吗？错了！的确，根不牢固的话，无论花有多漂亮，叶有多茂盛，植物都会倒下。根非常重要，但它并不是最重要的。

最重要的是"所有"。

可能有人认为我在开玩笑，但认识到这一点确实非常重要。无论缺少哪一部分植物都无法生存，而且后代也无法繁盛。

你有没有按照重要程度给诊所构成人员排个序？你是不是认为口腔医生是根，是最重要的？

实际上，"根"是患者，"叶"是员工，"茎"是口腔诊所整体，而最后吸收营养的"花"才是口腔医生。

根、叶、茎，失去哪个花都不会绽放得绚丽多彩。

请重视根、叶、茎这所有的一切！它们一定会将强大的力量送达到花——口腔医生这里。

79　重视父母

感谢父母，感谢列祖列宗，这是对自我存在的肯定。

你出生时无法选择父母，父母也无法选择他们的父母。

憎恨生出自己的父母的话，也应该憎恨生出父母的祖父母，还要憎恨生出祖父母的曾祖父母。结果，最终得出的结论是应该憎恨诞生生命、让生命得以生存的地球。

也就是说，憎恨父母就是否定列祖列宗，否定自我存在本身。

否定父母，只不过是给过去不作为的自己找理由，给现在以及未来的不作为找借口。父母如何、环境如何只不过是外在状态，不是构成现如今自我的原因。在外在状态下，自己是怎样思考，怎样做的，这才是构建出来现如今自我的原因。

按照自己的想法，过去没有任何作为的那种人，才会通过一直憎恨父母，否定父母，来为自己过去不努力的行为寻找理由，为现在以及将来的不作为寻找借口。

憎恨父母就是憎恨诞生生命，养育人类的地球。而这也是对自我本身存在的否定，别无其他。

通过憎恨父母来为自己的不作为找理由，这种做法毫无益处。

80　感到"让患者高兴，真好"

　　金钱不是驱使人拼命努力、变得朝气蓬勃的动机。比金钱更重要的是"劳动价值"以及"生存价值"。通过自己的劳动，为社会作出贡献，给人们带来喜悦，被人们所感谢。没有比这更美好的事情了。

　　被人感谢，愉悦他人为什么这么美好呢？

　　因为这样能够认识到自己本身的存在意义。

　　没有比认识不到自己本身的存在意义更悲伤、更寂寞的事情了。人生在于"认识自己本身的存在"。

因此，如果为社会作出贡献，愉悦他人，被大家感谢的话，人会感受到自己本身的存在意义，变得心情愉悦。也就是说，朝气蓬勃的口腔诊所会经由口腔医疗工作人员，通过在口腔诊所提供口腔医疗服务，来愉悦他人，被大家感谢，为社会作出贡献。

患者高兴，员工高兴，医生高兴，由此才能形成朝气蓬勃的口腔诊所。

81　充满谢意

　　患者会对口腔诊所，对口腔保健员，对口腔医生心怀谢意。要想进一步增加这些谢意，必须产生"另一种侧面的谢意"。

　　另一种侧面的谢意是指对口腔诊所内部的谢意。

　　员工感谢口腔医生、院长，口腔医生、院长感谢员工。这种诊所内部的感谢次数不增加的话，患者对口腔诊所，对口腔保健员，对口腔医生的感谢次数也不会增加。

　　而且最为重要的是，若口腔诊所的口腔医生、全体员工感谢就诊的患者的话，很多患者会带来诸如"谢意""要介绍的患者"以及"收益"等"感谢的证据"。

　　满是谢意的口腔诊所不可能不成功。

82　充满关怀

口腔诊所要想成功，创造更多的"关怀"很重要。

没有关怀，人不会跟随。

诊所的运营、下属的应对、患者的应对都一样。没有关怀作为基础，人不会跟随他人，关怀意味着爱。

只靠金钱无法让人跟随自己。要想让人真心诚意地跟随自己，必须付出爱，必须承认他人的存在，爱惜他人的存在。

　　之所以如此，是因为人类认为"被爱"，即"自己的存在被他人认可，自己的存在被他人爱惜"才是人生最大的幸福。

　　想要成为成功的口腔诊所，必须让更多的"关怀"交叉在诊所。

　　院长感谢员工、患者，员工感谢患者、院长，患者感谢员工、院长。感谢换来更多的感谢，这种螺旋上升模式最强大！

83　心怀敬意，懂得体贴

一个人能够独立完成的事情是有限的。善于结交朋友是成为伟大人物的条件之一。

伟大的人善于让周围的人参与到自己的未来、商业中，能够通过借助他人的力量，完成自己一人能够做到的几倍的事情。

为什么伟大的人善于结交朋友，能够让周围的人参与进来，并借助他人的力量，完成自己一人能够做到的几倍的事情呢？因为他懂得"体贴"。

认可对方的存在，对对方的存在心怀敬意，用爱去接触。这样，对方也会认可自己的存在，也会对自己的存在心怀敬意。

对方用爱接触自己的话，自己会感受到喜悦与感动，同样会认可对方的存在，对对方的存在心怀敬意，愿意用爱去接触对方。和对方成为朋友，助对方一臂之力，对方会很高兴参与到自己广阔的未来。

以爱为本的体贴是能够融合一切的黏着剂。没有体贴，就无法融合未来、意识以及感情。

一个人能够做到的事情真的非常少。领导若没有认识到这一点，会时常导致员工集体离职等现象的发生。

你是否对商业伙伴、员工、顾客、社会体贴相待、怀有敬意呢？

体贴是成为伟大人物的必要条件。

84　思考能为对方做什么

主张人拥有"让别人为自己做点儿什么"这一权利的人，会发现很多不如意，并借故发泄自己的牢骚不满。想履行"为对方做点儿什么"这一义务的人，则会关注满意的地方，时常表达自己的谢意。

有一个词叫作"知足"（知道满足）。

实际上，决定人幸福与否的，不是人所处的环境，而是自己的内心。

知足的人会感到幸福，不知足的人只会感到不幸。

身处同样的状态、环境中，对这种状态、环境感觉满意的人会觉得"幸福"，而对这种状态、环境感觉不满的人会觉得"不幸"。

发泄牢骚不满时，自己之外的事物（环境、他人、社会、家人）会远离自己，自己会觉得更加不幸，会更想发泄牢骚不满，陷入到一种负螺旋循环当中。

相反，表达谢意时，自己之外的事物会聚集过来，自己会觉得更加幸福，会更加想表达谢意，进入到一种正螺旋循环当中。

因此，成功的法则不是被动地让自己之外的事物为自己做点儿什么，而是能主动地为自己之外的事物做点儿什么，这才是实现正螺旋循环的关键。

思考为自己之外的事物做点儿什么并行动起来，只有这种人（院长）才能成功。

85　从"人们想要什么"出发构思理论

社会、经济、市场的现状如何，朝向何方发展？人们的困难有哪些，有什么样的要求？分析这些现状与展望，并以此为鉴，构思出符合自身能力、自身行业特色的理论。这样做，成功的概率自然会提高。

原哈佛商学院名誉教授西奥多·莱维特在其著作《营销想象力》中这样写道：

"去年，我们销售了 100 万个四分之一英寸粗的钻头，但人们想要的不是四分之一英寸粗的钻头，而是四分之一英寸大的孔。"

无论如何宣传："我想这样做！""我想给人们提供这种物品！""这绝对是对人们有益的！"只要不为人们所接受就没有任何意义。这仅仅是自我满足，除了傲慢别无其他。

为此叹息自己不被人们所接受也只是浪费时间而已。没有构思出让对方接受的理论，对方是不可能接受的。

"利己主义"是行不通的，重要的是"利他主义"。"利他主义"从愉悦他人出发做事，"利己主义"从愉悦自己出发做事，所以"利己主义"是不行的。

最重要的不是"自己想做什么"，而是"别人想让我做什么"。

86　保持饥饿、保持愚蠢

史蒂夫·乔布斯先生曾经说过，"要保持饥饿、保持愚蠢"。这非常重要。

为了"利他"，自己必须保持饥饿、保持愚蠢。

失败的口腔诊所院长常常误认为自己得到了满足，也比别人聪明。

这个道理非常重要，适用于所有的经营者和领导者。

认为自己得到了满足，也比别人聪明的人为什么当不好经营者、领导者以及口腔诊所的院长呢？

因为他们没有"倾听的耳朵"。

"倾听别人说话"意味着"能够察觉市场的变化"。

"能够察觉市场的变化"意味着"能够理解市场的要求"。

"能够理解市场的要求"意味着"能够满足人们的要求"。

"能够满足人们的要求"意味着"人们会聚集过来"。

87　理解"经营是生存的方式"

"什么能畅销，什么不能畅销？"

"为什么能畅销，为什么不能畅销？"

"人们想要什么，想去哪里？"

"公司是什么，机构是什么？"

"怎样做患者会来，患者为什么不来？"

"怎样做自费就诊人数会增加，自费就诊人数为什么
会减少？"

"现在，人们怎样看待口腔诊所，有什么样的要求？"

无论是机构领导者还是口腔诊所经营者都会怀有这些疑问。实际上，这些疑问的答案皆在于经营者的生存方式以及观点上，作为现象呈现在了表面。

可以说，答案就在经营者的心中。

若能竭尽全力地愉悦他人，他人自然会兴高采烈地聚集过来。若能竭尽全力地愉悦员工、职员，员工、职员也会兴高采烈地跟随过来。

而且，他们会以工作为媒介通过自己的机构让更多的患者、顾客高兴起来。最终便会满足更多的患者、顾客，让他们蜂拥而至。

经营者若怀有利己主义，其机构必定倒闭；经营者若怀有利他主义，其机构必定经久不衰。

为什么呢？

因为决定机构是倒闭还是经久不衰的是社会和世人。

社会、世人若认为这个机构（口腔诊所）没有存在的必要
便会让它倒闭，若认为有存在的必要便会让它继续发展
下去。

　　也就是说，经营的状态反映着经营者的心理。

88　拥有不求回报的爱

"爱" 不是得到。为对方（社会）着想，认真思考自己，能为对方（社会）作出什么贡献。如此思考，主动施与的行为本身总称为 "爱"。

施与行为本身是 "爱"。

不要期待获得爱。因为期待会转化为失望和愤怒。

首先，要感谢现状。不要对现有的不足之处抱有不满，要感谢所有的现状。这样一来，自己心中会充满爱。

　　爱是施与行为本身，若充满爱，人会认真思考对方（社会），认真考虑"自己能为对方（社会）作出什么贡献"。

　　其次，要被对方（社会）所接受，成为被爱的对象，成为不可替代的唯一。能够做到这一点的话，很多好处都会发生。公司的话销售额会提高，口腔诊所的话患者人数会增多。这是成功口腔诊所的螺旋式发展手段。

　　没有爱不会成功。爱是"动词"。

　　因此，以"获得爱"为目的的行为不能称作爱。

　　"拼命地努力，患者却不理解""我的口腔医疗技术水平这么高，不懂的人是笨蛋""员工们太任性没有办法"等等，这些皆是对"回报"的失望。这些是"利己主义"，不能称为爱。

　　爱是施与行为本身，是"动词"。

　　你在爱着家人、员工、患者、社会吗？

　　没有爱的口腔诊所是不会成功的。

"服务的细节" 系列

《卖得好的陈列》：日本"卖场设计第一人"永岛幸夫

定价：26.00 元

《为何顾客会在店里生气》：家电卖场销售人员必读

定价：26.00 元

《完全餐饮店》：一本旨在长期适用的餐饮店经营实务书

定价：32.00 元

《完全商品陈列 115 例》：畅销的陈列就是将消费心理可视化

定价：30.00 元

《让顾客爱上店铺 1——东急手创馆》：零售业的非一般热销秘诀

定价：29.00 元

《如何让顾客的不满产生利润》：重印 25 次之多的服务学经典著作

定价：29.00 元

《新川服务圣经——餐饮店员工必学的 52 条待客之道》：日本"服务之神"新川义弘亲授服务论

定价：23.00 元

《让顾客爱上店铺 2——三宅一生》：日本最著名奢侈品品牌、时尚设计与商业活动完美平衡的典范

定价：28.00 元

《摸过顾客的脚才能卖对鞋》：你所不知道的服务技巧，鞋子卖场销售的第一本书

定价：22.00 元

《繁荣店的问卷调查术》：成就服务业旺铺的问卷调查术

定价：26.00 元

《菜鸟餐饮店 30 天繁荣记》：帮助无数经营不善的店铺起死回生的日本餐饮第一顾问

定价：28.00 元

《最勾引顾客的招牌》：成功的招牌是最好的营销，好招牌分分钟替你召顾客！

定价：36.00 元

《会切西红柿，就能做餐饮》：没有比餐饮更好做的卖卖！ 饭店经营的"用户体验学"。

定价：28.00 元

《制造型零售业——7-ELEVEn 的服务升级》：看日本人如何将美国人经营破产的便利店打造为全球连锁便利店 NO.1！

定价：38.00 元

《店铺防盗》：7大步骤消灭外盗，11种方法杜绝内盗，最强大店铺防盗书！
定价：28.00元

《中小企业自媒体集客术》：教你玩转拉动型销售的7大自媒体集客工具，让顾客主动找上门！
定价：36.00元

《敢挑选顾客的店铺才能赚钱》：日本店铺招牌设计第一人亲授打造各行业旺铺的真实成功案例
定价：32.00元

《餐饮店投诉应对术》：日本23家顶级餐饮集团投诉应对标准手册，迄今为止最全面最权威最专业的餐饮业投诉应对书。
定价：28.00元

《大数据时代的社区小店》：大数据的小店实践先驱者、海尔电器的日本教练传授小店经营的数据之道
定价：28.00元

《线下体验店》：日本"体验式销售法"第一人教你如何赋予O2O最完美的着地！
定价：32.00元

《医患纠纷解决术》：日本医疗服务第一指导书，医院管理层、医疗一线人员必读书！ 医护专业入职必备！
定价：38.00元

《迪士尼店长心法》：让迪士尼主题乐园里的餐饮店、零售店、酒店的服务成为公认第一的，不是硬件设施，而是店长的思维方式。
定价：28.00元

《女装经营圣经》：上市一周就登上日本亚马逊畅销榜的女装成功经营学，中文版本终于面世！
定价：36.00元

《医师接诊艺术》：2秒速读患者表情，快速建立新赖关系！ 日本国宝级医生日野原重明先生重磅推荐！
定价：36.00元

《超人气餐饮店促销大全》：图解型最完全实战型促销书，200个历经检验的餐饮店促销成功案例，全方位深挖能让顾客进店的每一个突破点！
定价：46.80元

《服务的初心》：服务的对象十人百样，服务的方式千变万化，唯有，初心不改！
定价：39.80元

《最强导购成交术》：解决导购员最头疼的 55 个问题，快速提升成交率！
定价：36.00 元

《帝国酒店——恰到好处的服务》：日本第一国宾馆的 5 秒钟魅力神话，据说每一位客人都想再来一次！
定价：33.00 元

《餐饮店长如何带队伍》：解决餐饮店长头疼的问题——员工力！ 让团队帮你去赚钱！
定价：36.00 元

《漫画餐饮店经营》：老板、店长、厨师必须直面的 25 个营业额下降、顾客流失的场景
定价：36.00 元

《店铺服务体验师报告》：揭发你习以为常的待客漏洞　深挖你见怪不怪的服务死角　50 个客户极致体验法则
定价：38.00 元

《餐饮店超低风险运营策略》：致餐饮业有志创业者＆计划扩大规模的经营者＆与低迷经营苦战的管理者的最强支援书
定价：42.00 元

《零售现场力》：全世界销售额第一名的三越伊势丹董事长经营思想之集大成，不仅仅是零售业，对整个服务业来说，现场力都是第一要素。

定价：38.00元

《别人家的店为什么卖得好》：畅销商品、人气旺铺的销售秘密到底在哪里？ 到底应该怎么学？ 人人都能玩得转的超简明 MBA

定价：38.00元

《顶级销售员做单训练》：世界超级销售员亲述做单心得，亲手培养出数千名优秀销售员！ 日文原版自出版后每月加印 3 次，销售人员做单必备。

定价：38.00元

《店长手绘 POP 引流术》：专治"顾客门前走，就是不进门"，让你顾客盈门、营业额不断上涨的 POP 引流术！

定价：39.80元

《不懂大数据，怎么做餐饮？》：餐饮店倒闭的最大原因就是"讨厌数据的糊涂账"经营模式。

定价：38.00元

《零售店长就该这么干》：电商时代的实体店长自我变革。

定价：38.00元

《生鲜超市工作手册蔬果篇》：海量
图解日本生鲜超市先进管理技能
定价：38.00 元

《生鲜超市工作手册肉禽篇》：海量
图解日本生鲜超市先进管理技能
定价：38.00 元

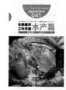

《生鲜超市工作手册水产篇》：海量
图解日本生鲜超市先进管理技能
定价：38.00 元

《生鲜超市工作手册日配篇》：海量
图解日本生鲜超市先进管理技能
定价：38.00 元

《生鲜超市工作手册副食调料篇》：
海量图解日本生鲜超市先进管理技能
定价：48.00 元

《生鲜超市工作手册 POP 篇》：海量
图解日本生鲜超市先进管理技能
定价：38.00 元

《日本新干线 7 分钟清扫奇迹》：我们
的商品不是清扫，而是"旅途的回忆"
定价：39.80 元

《像顾客一样思考》：不懂你，又怎
样搞定你?
定价：38.00 元

《好服务是设计出来的》：设计，是对服务的思考
定价：38.00 元

《让头回客成为回头客》：回头客才是企业持续盈利的基石
定价：38.00 元

《餐饮连锁这样做》：日本餐饮连锁店经营指导第一人
定价：39.00 元

《养老院长的 12 堂管理辅导课》：90%的养老院长管理烦恼在这里都能找到答案
定价：39.80 元

《大数据时代的医疗革命》：不放过每一个数据，不轻视每一个偶然
定价：38.00 元

《如何战胜竞争店》：在众多同类型店铺中脱颖而出
定价：38.00 元

《这样打造一流卖场》：能让顾客快乐购物的才是一流卖场
定价：38.00 元

《店长促销烦恼急救箱》：经营者、店长、店员都必读的"经营学问书"
定价：38.00 元

《餐饮店爆品打造与集客法则》：迅速提高营业额的"五感菜品"与"集客步骤"
定价：58.00 元

《赚钱美发店的经营学问》：一本书全方位掌握一流美发店经营知识
定价：52.00 元

《新零售全渠道战略》：让顾客认识到"这家店真好，可以随时随地下单、取货"
定价：48.00 元

《良医有道：成为好医生的 100 个指路牌》：做医生，走经由"救治和帮助别人而使自己圆满"的道路
定价：58.00 元

《口腔诊所经营 88 法则》：引领数百家口腔诊所走向成功的日本口腔经营之神的策略
定价：45.00 元

更多本系列精品图书，敬请期待！

图字：01-2017-4779 号

Seikousuru Hakaiin Keiei 88 no Housoku
by Hidetoshi Nishio
Copyright © 2014 Hidetoshi Nishio
Simplified Chinese translation copyright © 2016 Oriental Press,
All rights reserved

Original Japanese language edition published by Masterpeace Co.,Ltd.
Simplified Chinese translation rights arranged with Masterpeace Co.,Ltd.
through Beijing Hanhe Cultre Communication Co., Ltd.

图书在版编目（CIP）数据

口腔诊所经营88法则 / （日）西尾秀俊 著；柳小花 译. — 北京：东方出版社，2017.7
（服务的细节；059）
ISBN 978-7-5060-9837-3

Ⅰ.①口… Ⅱ.①西…②柳… Ⅲ.①口腔科医院—经营管理 Ⅳ.①R197.5

中国版本图书馆CIP数据核字（2017）第184919号

服务的细节059：口腔诊所经营88法则
（FUWU DE XIJIE 059: KOUQIANG ZHENSUO JINGYING 88 FAZE）

作　　者：〔日〕西尾秀俊
译　　者：柳小花
责任编辑：崔雁行　吕媛媛
出　　版：东方出版社
发　　行：人民东方出版传媒有限公司
地　　址：北京市东城区朝阳门内大街166号
邮　　编：100010
印　　刷：北京文昌阁彩色印刷有限责任公司
版　　次：2017年10月第1版
印　　次：2023年1月第3次印刷
开　　本：880毫米×1230毫米 1/32
印　　张：7.5
字　　数：90千字
书　　号：ISBN 978-7-5060-9837-3
定　　价：45.00元
发行电话：（010）85924663　85924644　85924641